Guida per la donazione di Seme gratis:

Guida per l'inseminazione artificiale fai-da-te con donatore (IAD): per coppie lesbiche, coppie eterosessuali con infertilità maschile, mamme single per scelta che desiderano rimanere incinta senza sottoporsi a costosi trattamenti all'estero

Scritto da Joe Donor

Tradotto per Jens Nergaard

I0409005

Copyright 2014 Joe Donor

Copertina realizzata da Cristina I, all rights reserved

Ringraziamenti

Un ringraziamento speciale a Todd Daigneault per l'editing e a Eric Donor per aver fornito l'immagine di un modellino anatomicamente corretto di vagina (non compaiono foto reali della vagina nel libro). Un ringraziamento speciale a Jens Nergaard per la traduzione e localizzazione. Un ringraziamento speciale a Cristina I., per la copertina.

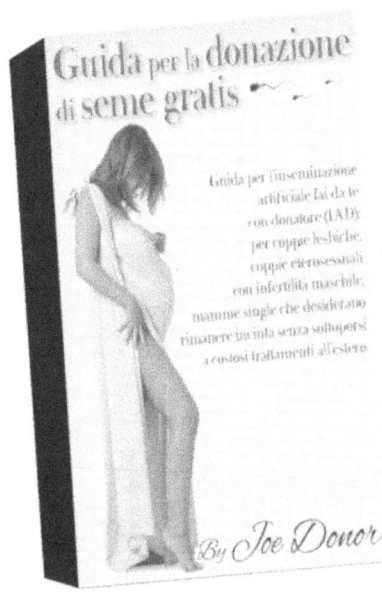

Il nostro libro è descritto sul Vanity Fair:

"[Joe Donor], donatore americano attivo anche in Italia, è sposato e non ha rivelato niente alla moglie, ma ha imparato a gestire alla perfezione la sua doppia vita. È molto fiero di quello che fa, e ci ha addirittura scritto un libro. Si chiama Get pregnant for free on the internet with a private sperm donor without having sex or paying $$$ to a sperm bank [tradotto in italiano come "Guida per l'inseminazione artificiale fai-da-te con donator"], edizioni Kindle, in vendita su Amazon. [Joe Donor] va orgoglioso del fatto che, anche se spesso regala il suo sperma a donne nere, nella metà dei casi riesce a trasmettere i suoi occhi azzurri. «Le afroamericane spesso preferiscono un donatore che non sia nero. Per loro può essere più difficile trovare un partner bianco, perché frequentano ambienti diversi, o perché la loro famiglia non lo approverebbe. Ma molte desiderano che i loro figli abbiano la pelle chiara, non perché sia più bella, ma perché, sfortunatamente, è ancora più vantaggioso."

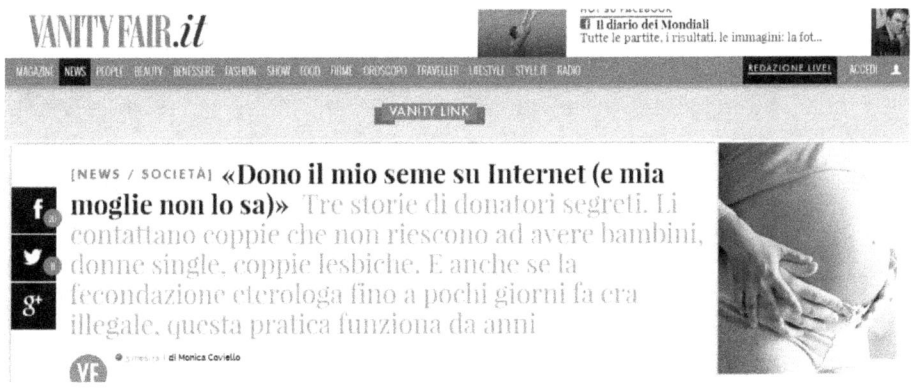

Indice

Informazioni legali e disconoscimenti

Siamo donatori: il nostro intento è solo quello di aiutare quindi non fate copie illegali del libro. Sarebbe come rubare. Tutti i nostri intenti vanno nella direzione di aiutare le donne a diventare madri. Se vuoi comprare il libro o un formato digitale in PDF contattaci presso facebook e visita il nostro gruppo:

https://www.facebook.com/groups/490027521111030/;
https://www.facebook.com/groups/joesdonorgroup/

Non siamo medici o avvocati, per cui il lettore è il solo responsabile per qualsiasi conseguenza finanziaria, legale o di salute derivante dall'uso di un donatore contattato su internet. Questo libro tratta solo del metodo dell'inseminazione artificiale fai-da-te con un donatore privato, sia esso un conoscente o un donatore trovato su internet. Le banche del seme usano il seme congelato e lo tengono in quarantena sei mesi in modo tale da rifare al donatore i test dell'HIV e di altre malattie sessualmente trasmissibili. In questo modo hanno la certezza di fornire un campione di seme libero da agenti virali quali l'HIV. Dal momento che nell'inseminazione fai-da.te usiamo campioni di sperma fresco non è possibile assicurare al 100% da ogni rischio, tuttavia la maggior parte delle donne rimane incinta attraverso rapporti sessuali liberi col proprio marito o compagno senza usare la banca del seme, quindi non crediamo che ci sia un vero rischio di contrarre malattie infettive, specie considerando che la maggior parte dei donatori privati provvede ad avere dei test medici che ne garantiscano la salute.

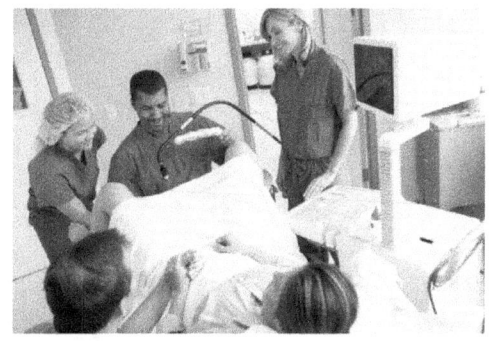

11

Capitolo 1: Un'alternativa alle banche del seme

Le Banche del seme possono richiedere facilmente 1000 euro per una sola inseminazione o anche molto di più. Esistono solo poche eccezioni come la clinica Vitanova in Danimarca dove i costi si aggirano intorno ai 400 euro e qualche altra clinica nell'Europa dell'est, ma generalmente le altre sono molte costose. Inoltre non sono trascurabili le notevoli spese del viaggio che migliaia di coppie italiane affrontano ogni anno per raggiungere un paese straniero dato che in Italia l'inseminazione eterologa in clinica è vietata. Fatta eccezione per le coppie del nord Italia che possono raggiungere facilmente la Svizzera in treno, tutte le altre sono spesso costrette a prendere voli last minute che sono generalmente costosi. Aggiungiamo il fatto che in alcuni Stati le banche del seme non accettano le coppie lesbiche e le donne single, inoltre molte banche del seme richiedono di ripetere ogni volta tutta una serie di esami clinici spesso non necessari. Gli esami genetici, ad esempio, una volta fatti sono sempre validi e, invece, molte cliniche li fanno ripetere più volte aumentando le già notevoli spese.

Quindi: perché pagare così tanti soldi per compiere un processo così stressante e ricevere solo una piccola porzione di sperma congelato proveniente da un donatore che non conoscerai mai, quando esiste un'alternativa valida e gratuita come quella dell'inseminazione casalinga con donatore privato?

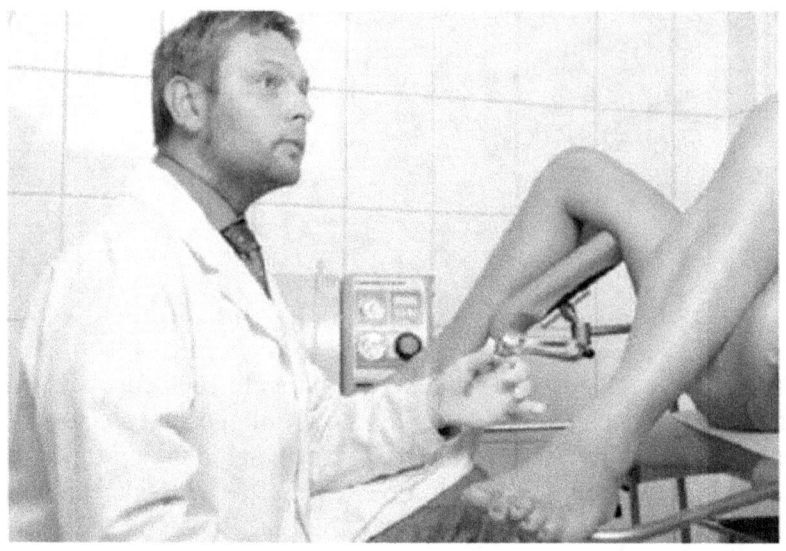

Nuovi regolamenti potrebbero persino richiedere alle donne di sottoporsi ad esami psicologici per sapere se saranno "bravi genitori". Test che milioni di altre madri che non usano le banche del seme non farebbero mai.

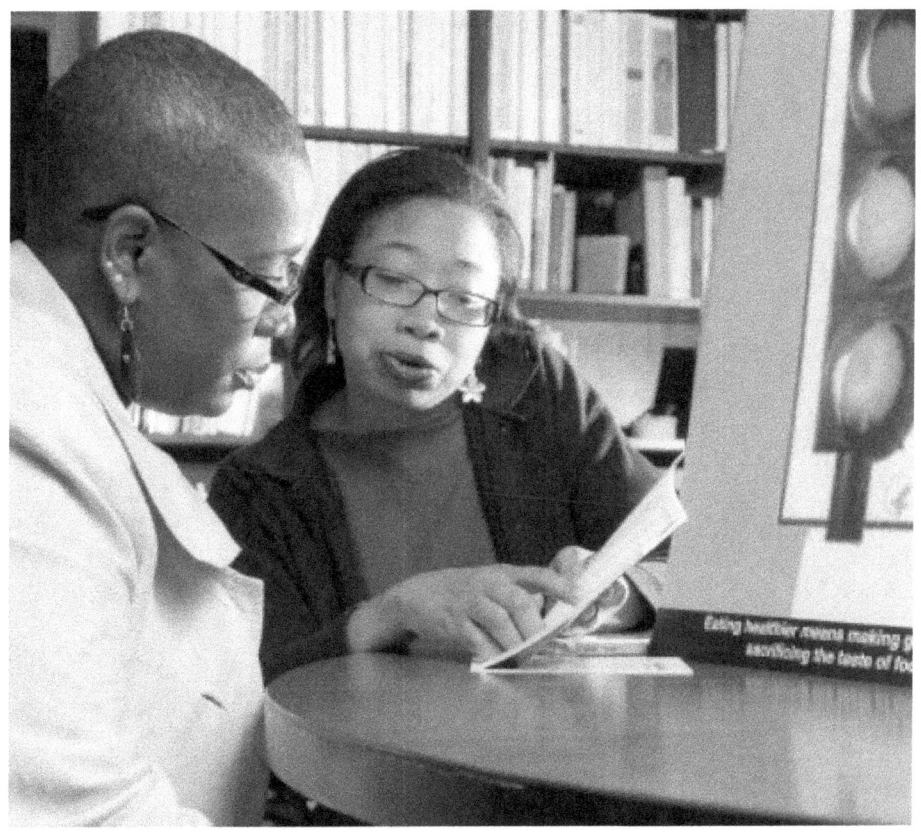

Alcune banche del seme potrebbero persino rifiutare i trattamenti a donne single o lesbiche

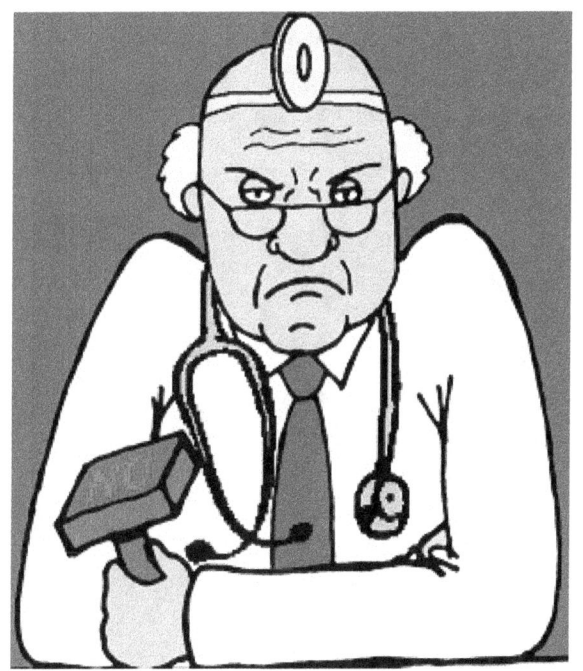

1-2: Le Banche del seme devono usare seme congelato, che è meno efficace, ma tu non hai bisogno di farlo

Nei primi mesi dopo l'infezione gli anticorpi anti-HIV non sono rilevabili coi test clinici. Le Banche congelano il seme, lo tengono in quarantena 6 mesi e ritestano il donatore per verificare che non abbia l'HIV. Se il test è ancora negativo sanno per certo che le fiale di sperma sono prive del virus e le rendono disponibili per la vendita. I donatori privati, che non detengono gli strumenti necessari per congelare il seme non possono tenerlo in quarantena. Inoltre, le Banche del seme fanno alcuni esami genetici che generalmente i donatori privati non hanno a causa dei notevoli costi.

D'altro canto, però, lo sperma fresco di un donatore privato è 10 volte più efficace rispetto a quello congelato, è gratuito ed è più facile da gestire nell'inseminazione. Oltretutto le Banche del seme non possono fare test per ogni possibile alterazione genetica, ma solo per quelle più comuni e dal momento che la donna non può incontrare il donatore, non potrà valutare con lui gli eventuali rischi genetici. Le donne che, invece, scelgono un donatore privato possono incontrarlo personalmente e discutere anche della storia clinica di lui, delle eventuali predisposizioni familiari a determinate malattie, tutte cose impossibili in una banca del seme. Inoltre la donna, anche dopo aver avuto il bambino può mantenere un contatto (telefonico o via email) col donatore per parlare di eventuali informazioni mediche necessarie o per chiedere un secondo aiuto e dare un fratellino/sorellina al bambino.

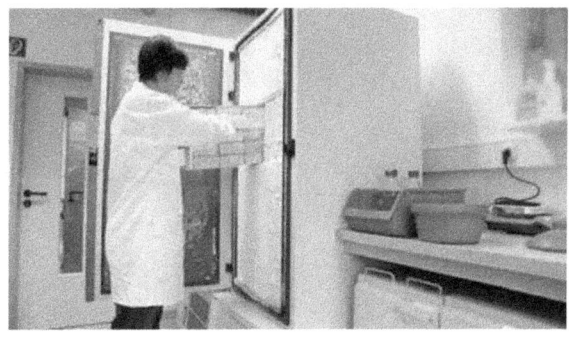

Davvero i rischi ridotti giustificano le spese?

La scelta di un donatore privato può apparire più rischiosa rispetto a quella di una Banca del Seme. Tuttavia, la maggioranza delle donne concepisce al di fuori delle banche del seme senza problemi, nonostante il compagno non faccia congelare e testare il proprio seme per ogni singola infezione. Ovviamente se una donna non può tollerare nemmeno il minimo rischio (lo stesso che affrontano milioni di altre donne che concepiscono naturalmente senza problemi) in quel caso è bene che usi la Banca del seme. Se, invece, ritiene, come crediamo, che i vantaggi di un donatore privato superino di gran lunga gli svantaggi allora è bene che riceva un campione di seme fresco da un donatore, dato che è molto più efficace di quello congelato, oltre che gratuito.

*Nota: nel 2012 la CDC ha identificato come gruppi a notevole rischio di infezione da HIV i tossicodipendenti (dipendenti da droghe iniettate per via endovenosa) e gli uomini che hanno rapporti omosessuali. Le donne interessate possono controllare questi fatti nel sito www.cdc.gov e leggere quali sono le categorie della popolazione a maggiore rischio di infezione e agire di conseguenza.

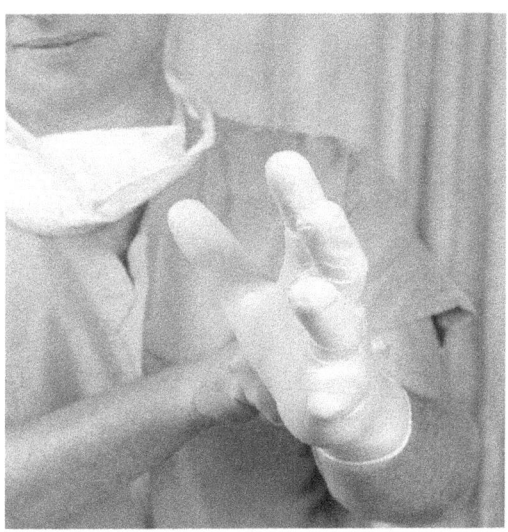

1-3: Le Banche del seme offrono una protezione legale migliore (ad un prezzo), ma ne hai davvero bisogno?

Le Banche del seme offrono contratti legalmente validi che assicurano alla donna (e all'eventuale partner) di essere gli unici genitori legali e che il donatore non potrà rivendicare alcun ruolo genitoriale. Invece i contratti che donne e donatori privati scaricano da internet raramente sono giuridicamente vincolanti. Potrebbe sembrare che usare un donatore privato sia quindi rischioso, ma in realtà anche i donatori hanno la loro famiglia e la loro vita privata al di fuori del mondo delle donazioni, quindi non cercano un ruolo genitoriale. E anche nel caso più sfortunato ricordiamo che i Tribunali favoriscono la madre e il bambino appartiene chiaramente alla madre: il donatore potrebbe cercare un minimo contatto, ma la custodia rimarrebbe alla madre del bambino. Un donatore comunque non cerca un riconoscimento o un ruolo genitoriale: certi donatori possono avere anche decine di figli biologici e crescerli tutti sarebbe tecnicamente impossibile! In ogni caso è sempre bene sapere che ci sono valide protezioni legali anche con un donatore privato.

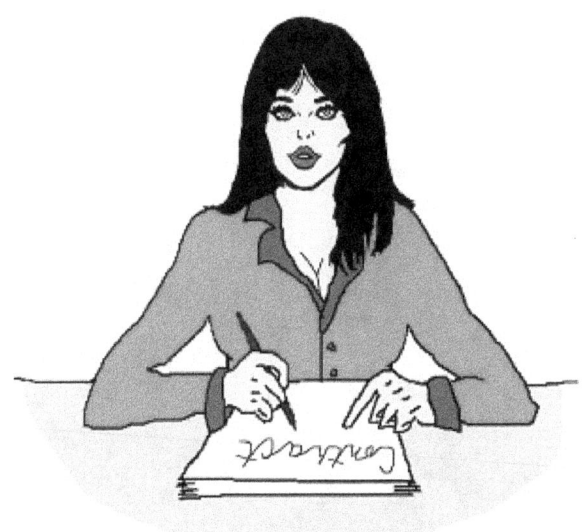

1-4: Sposare il tuo partner è una valida protezione legale

Con una maggiore accettazione del matrimonio gay, e un automatico riconoscimento della moglie della donna come genitore legale del bambino, il matrimonio offre un'ottima protezione legale. Una coppia aiutata da Joe Donor in Virginia con un bambino nato nel 2012 ha riportato il nome della coniuge della madre sul certificato di nascita del bambino. La compagna della madre è quindi diventata genitore legale del bambino senza problemi. In Italia il matrimonio fra due donne non è riconosciuto almeno per adesso, ma questo discorso ha ovviamente la stessa validità nel caso di una coppia eterosessuale sposata dove il marito riconosce il bambino avuto dalla donazione di seme.

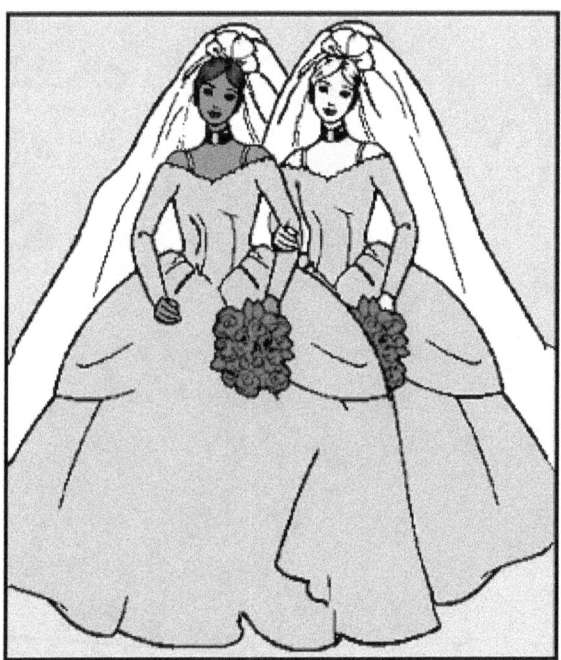

1-5: L'opzione dei donatori privati essenzialmente si equivale ai contratti delle Banche del seme

Al giorno d'oggi la donazione di sperma privata è più comune, specie fra le coppie lesbiche, e i tribunali spesso riconoscono i diritti del partner che svolge il ruolo di genitore sociale e affettivo del bambino. Questo è vero in America o in altri paesi più vicini ai diritti delle coppie lesbiche, non certo in Italia. In Italia è certamente tutelato il ruolo del padre legale(nelle coppie etero), il marito della donna che ha usato il donatore, in quanto egli riconosce il bambino come suo alla nascita dandogli il suo cognome. Ricordiamo, inoltre, che oggi è venuta meno la netta dicotomia tra Banca del seme Anonima e donazione privata: in molti Stati, come ad esempio in Inghilterra e in Svezia, le banche del seme sono obbligate dalla Legge a rivelare l'identità del donatore al figlio biologico al compimento del diciottesimo anno, qualora il figlio lo richieda ovviamente. Queste leggi sono state promulgate in seguito alla richiesta,da parte di persone concepite con la donazione di seme, di conoscere il proprio padre biologico. In ogni caso, la differenza fra una Banca del seme e una donazione privata è essenzialmente teorica: praticamente il 100% delle donne che ricorrono alla donazione di seme crescono il loro figlio da sole, o col proprio partner, senza alcuna conseguenza legale indipendentemente dal fatto che usino una Banca del seme o un donatore privato. La protezione legale addizionale delle banche potrebbe sembrare bella a vedersi sulla carta, ma è così essenziale?

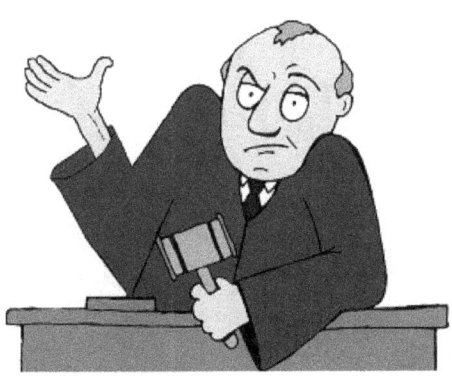

1-6: I donatori privati offrono un più ampio raggio di scelta

Non tutti I campioni di sperma sono adatti ai processi di congelamento e scongelamento. Le Banche del seme rigettano una percentuale significativa di aspiranti donatori il cui sperma non congela bene. Per loro la qualità più importante dei donatori è se il loro sperma congela bene o meno, ma questo non garantisce anche una bella personalità e un aspetto estetico gradevole del donatore. Le Banche apprezzano donatori di alta statura e che abbiano una laurea, dal momento che queste caratteristiche attirano un gran numero di aspiranti madri. Colore della pelle, degli occhi e dei capelli sono anch'essi quasi sempre riportati , ma la bellezza fisica e l'intelligenza sociale sono caratteristiche difficilmente quantificabili: il donatore potrebbe facilmente essere sì alto e intelligente, ma al contempo esteticamente non gradevole e con problematiche nella vita sociale. In seguito alla notevole selezione nelle banche del seme si ha un minor numero di donatori disponibili e una minore possibilità di scegliere. Se le donne usano, invece, un donatore privato esse possono scegliere fra le decine o centinaia di donatori che mettono annunci nei gruppi anglo-americani (https://www.facebook.com/groups/joesdonorgroup), o persino in eventuali gruppi facebook italiani sulla Donazione di seme (https://www.facebook.com/ groups/490027521111030/).

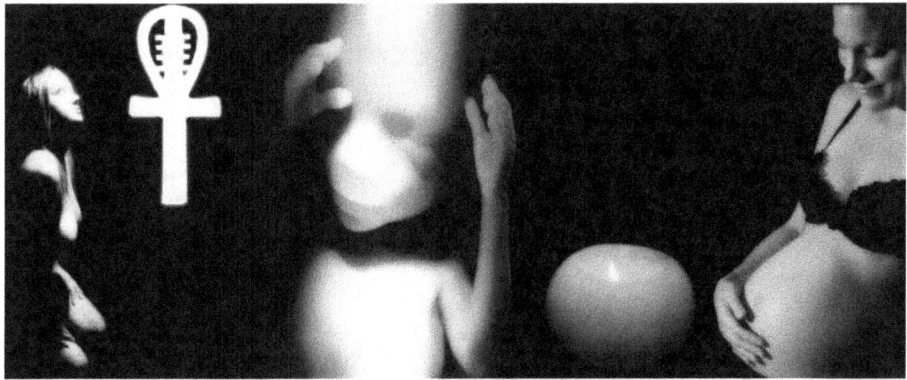

Usando donatori privati le donne possono facilmente scambiare email, telefonate, vedere foto del donatore o persino fare videochiamate su Skype prima di incontrarsi col potenziale donatore. In questo modo la donna può decidere se l'aspetto fisico e la personalità del donatore fanno al caso loro, invece di lasciare che sia una anonima Banca del seme a fare questa importante scelta.

A dire il vero non tutte le Banche del seme agiscono nello stesso modo: possiamo dire che quelle che lasciano meno opzioni alla donna sono le banche del seme spagnole che non rilasciano generalmente nemmeno il catalogo dei donatori con le caratteristiche di base, ma scelgono in base all'aspetto fisico della donna o del marito della stessa. Mentre ad esempio in Danimarca le cliniche danno alle donne la possibilità di ascoltare una intervista registrata del donatore, di avere foto del donatore da bambino e da ragazzo dando quindi alla donna una grande libertà di scelta.

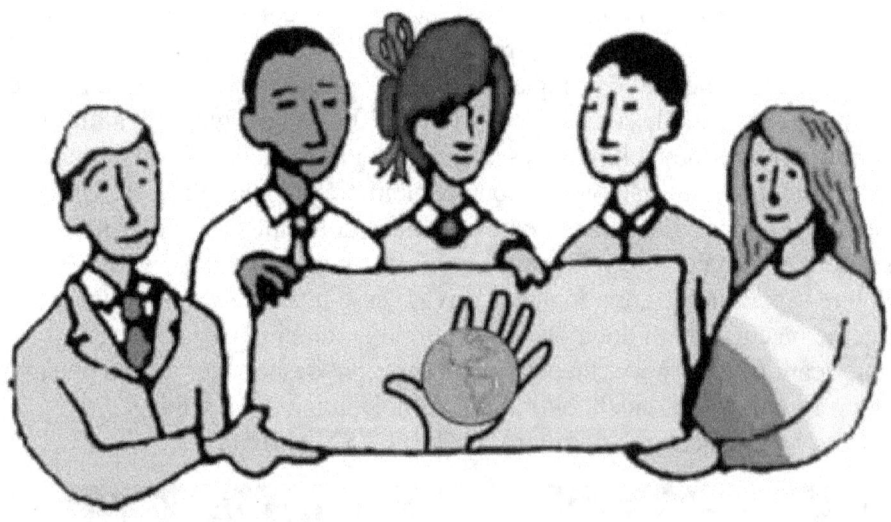

1-7: La Fecondazione Assistita non è senza rischi

In Natura gli spermatozoi devono completare un duro tragitto prima di raggiungere l'uovo. Milioni iniziano il percorso, ma solo uno arriva a destinazione con successo. Questo processo selettivo assicura che solo gli spermatozoi sani arrivino a fecondare l'ovulo. Nella fecondazione in vitro, invece, il dottore sceglie gli spermatozoi casualmente (anche se cerca di selezionare i migliori) e potrebbe facilmente sceglierne uno che normalmente non completerebbe il percorso naturale portando a una gravidanza più difficile da portare avanti.

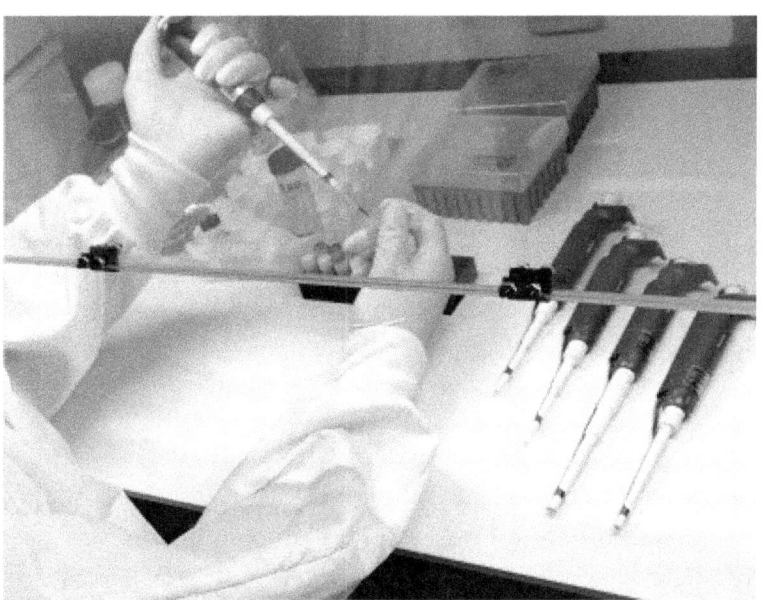

1-8: Come puoi sapere da dove venga effettivamente lo sperma della Banca del seme?

Ogni giorno sentiamo di casi in cui i proprietari delle cliniche di fertilità, come Dr. Bertold Wiesner in Inghilterra, Cecil Jacobson e Dr Ben D. Ramaley negli Stati Uniti, e molti altri, vengono accusati di mettere incinta le pazienti usando il seme del medico stesso. Con un donatore privato contattato su internet invece puoi sapere con certezza di chi è il seme. Se decidi di scegliere una banca del seme almeno assicurati che il proprietario sia bello!

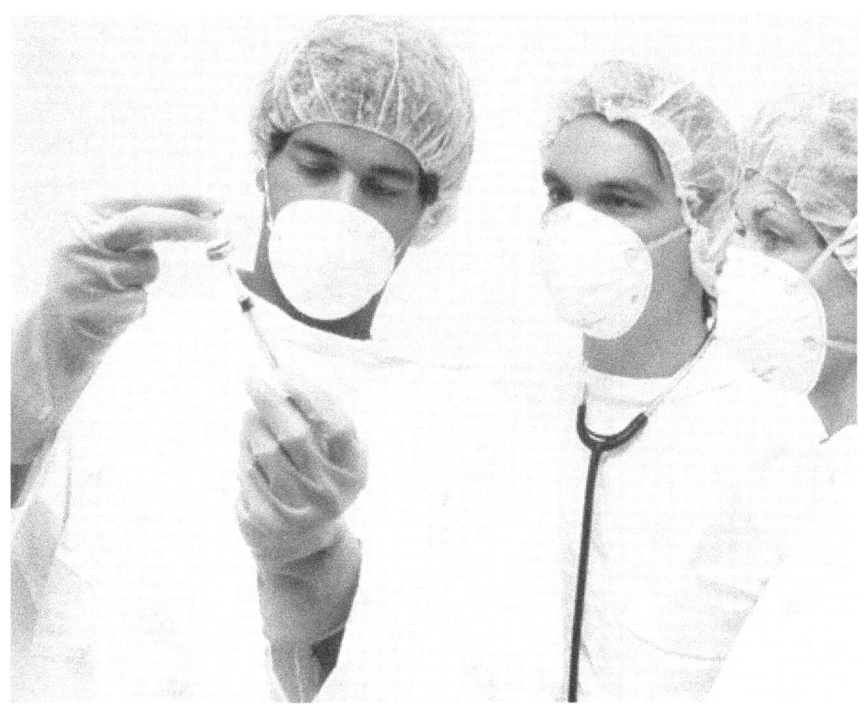

1-9: Mio figlio finirà per sposare sua sorella?

L'Organizzazione Mondiale della Sanità ha stabilito un limite di 10 figli per donatore su una popolazione di 800.000 abitanti. Questa scelta si basa su vari dati demografici, come il numero di nascite nella popolazione, il numero di persone che si rivolge alla banca del seme etc.. Per esempio il limite di figli per donatore negli Stati Uniti sarebbe quindi di circa 3.900 (dal momento che la popolazione statunitense è di 312 millioni, almeno nel 2011), 755 in Inghilterra (popolazione di 62 milioi nl 2010), 763 in Italia (popolazione di 60 milioni), 588 in Spagna (popolazione di 47 milioni), 425 in Canada (popolazione di 32 milioni), 288 in Australia (popolazione di 23 milioni) e 213 nei Paesi Bassi (popolazione di 17 milioni). La più numerosa famiglia da donatore mai registrata è stata di circa 150 figli, figli di un donatore che aveva donato alla banca del seme qualche decennio fa. La più numerosa famiglia da donatore privato invece è di 98 figli (tutti figli biologici del famoso donatore Ed Houben), ben al di sotto di 213 che avevamo visto essere il numero massimo per i Paesi bassi dove egli vive (e aggiungiamo che molti dei suoi figli biologici vivono in Inghilterra o in altre nazioni al di fuori dei Paesi Bassi).

Non ci sono quindi nemmeno donatori che si avvicinino al numero massimo stabilito dall'OMS. La paura di matrimoni fra consanguignei o di incesto è assolutamente bassissimo, tuttavia è un tema caldo e i media amano spesso speculare su di esso e parlarne per fare scandalo. Consideriamo pure che anche nella remota ipotesi che due figli dello stesso donatore si sposino e abbiano figli, essi sarebbero comunque solo fratelli per via paterna, non al 100% e quindi la possibilità di malattie genetiche dovute all'incesto sarebbero comunque basse anche se un po' più alte rispetto a quelle della popolazione generale. Il timore del matrimonio fra consanguignei era più una paura delle antiche popolazioni contadine dove spesso era facile il matrimonio fra parenti in villaggi molto piccoli e poco popolati: ciò portava a una riduzione della sana variabilità genetica della popolazione generale.

Aggiungiamo che, se i bambini abitano molto lontani fra di loro e se hanno età molto diverse la possibilità di incontrarsi e avere una relazione sono molto ridotte, molto più basse rispetto al caso in cui un uomo che abbia relazioni extraconiugali metta incinta donne diverse nella stessa area (quartiere o città) creando figli che sono inconsapevoli di essere fratelli: lì la probabilità sarebbe molto più alta.

Le riceventi possono comunqe tenere sotto controllo questo rischio di consanguineità mantenenedo un contatto con il donatore (cosa pressochè impossibile in una banca del seme) o facendo fare un test del DNA alla futura partner del figlio così da escludere ogni dubbio. Praticamente le possibilità di incesto sono bassisime: è più facile che il ragazzo sposi una sorella nata da un'avventura extraconiugale di un padre non donatore.

Se sei un uomo d'azzardo, queste sono variabili piuttosto buone!

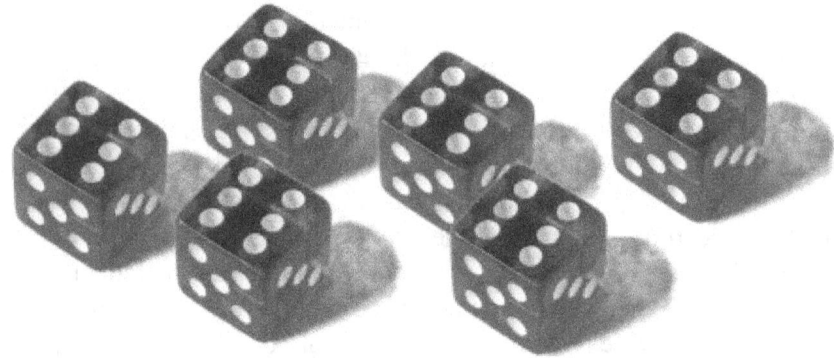

Capitolo 2 Scegliere un donatore privato su Internet

Le aspiranti mamme chiedono generalmente al donatore foto di loro stessi e dei loro eventuali figli biologici (avuti da un matrimonio o da passate donazioni). E' possibile tuttavia che il donatore non abbia alcuna foto dei propri figli biologici, dal momento che non tutte le riceventi mandano foto del bambino al donatore di seme. Sarebbe una buona idea vedere delle foto di almeno un bambino, possibilmente una foto che ritragga il donatore assieme al bambino o, ancora meglio, un video. Immagini e video sono una evidente prova che i figli biologici di cui parla il donatore esistano veramente! Ci sono poi donatori alle prime armi che ancora non hanno figli biologici: alcune donne preferiscono donatori senza figli perchè sono spaventate dall'idea che il bambino possa avere molti fratelli biologici sparsi per il mondo, mentre altre preferiscono dei donatori esperti con molti successi alle spalle come garanzia che il loro seme effettivamente funzioni. E' anche una buona idea fare delle domande al donatore sulla sua vita: quali sono i suoi interessi, il suo ambito lavorativo, giusto in caso che il bambino sia curioso di saperlo in futuro (sempre che la donna/coppia decida di rivelare questo fatto ai figli). La donna dovrebbe, comunque, valutare il fatto che il tempo di un donatore è limitato e quindi non chiedere fin dall'inizio una sorta di lunga autobiografia. Una richiesta eccessiva di informazioni potrebbe spaventare i potenziali donatori che magari temono per la propria privacy.

Le pagine seguenti danno un'idea delle possibili domande da fare al donatore.

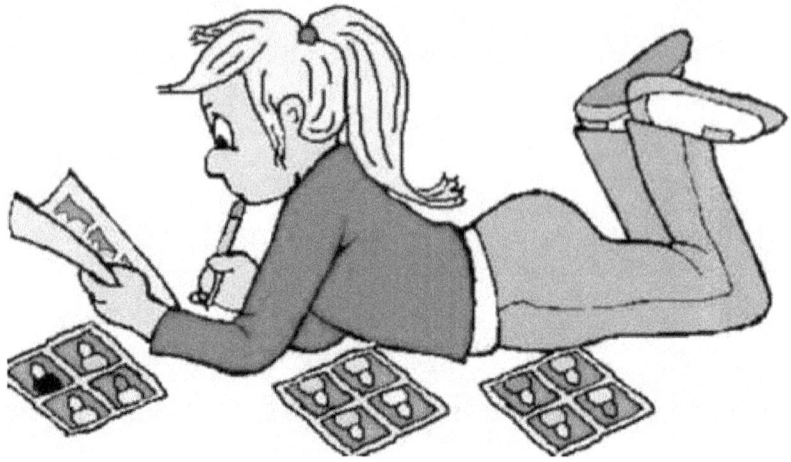

2-2: Informazioni di base per scegliere un donatore

La foto sottostante è l'introduzione al catalogo di donatori Pacific Reproductive Services (Banche del seme statunitensi) nel 2012. Queste che vedete sotto sono le informazioni di base che vengono date sui donatori dalle Banche del seme. Dubito che chiedere informazioni come queste venga trovato eccessivo o invadente da parte dei donatori privati: generalmente dati come questi vengono forniti spontaneamente dallo stesso donatore nel suo annuncio. Sarebbe gentile da parte delle donne ringraziare ogni potenziale donatore, ma spesso accade che esse ricevano molte email e quindi rispondano solo ai donatori che corrispondono alla loro ricerca specifica. [Le informazioni, qui riportate in lingua inglese, sono: gruppo etnico, nazionalità, gruppo sanguigno, altezza, colore occhi e capelli, colore della pelle, forma del viso, costituzione fisica, titolo di studio, passioni e hobby, descrizione caratteriale. La descrizione di base può essere ulteriormente completata allegando una foto del donatore attuale o di quando era bambino.]

Donor ID# WTBK Avail.	Racial Group: Ethnic Origin	Adult Photo	Audio/ Video	Height	CMV IgG	Hair	Eyes
		Baby Photo	Blood Type	Weight	CMV IgM	Hair Type	Face
Complexion	Education			Hobbies/Interests			
Build	Field of work			Self-Description			
233 WTBK (L)	Caucasian: Jewish, German, Polish, Russian, French, Irish			5' 7"	Neg	Medium Brown	Brown
		Y	A+	153	Neg.	Wavy	Oval
Fair	BA Film			Music, sports memorabilia, bicycling, fitness training			
Small / Compact	Computer Technician / Filmmaker			Confident, optimistic, wry, honest, somewhat introverted			

39

2-3: Controlli medici

Nel 2012 Le Banche del seme statunitensi come la Pacific Reproductive Services testavano i donatori per malattie genetiche (Talassemia, anemia falciforme, Sindrome della X Fragile, atrofia muscolare spinale, malattia cardiaca, Tay Sachs, malattia di Canavan, Disautonomia familiare, sindrome di Bloom, anemia di Fanconi, malattia di Gaucher, Glicogenosi malattia tipo 1a, malattia delle urine a sciroppo d'acero, tipo Mucolipidosi iv, Niemann-Pick malattia tipo A), MTS (HIV 1 e 2, epatite B e C virus, HTLV-I e II, sifilide, citomegalovirus, clamidia, gonorrea) e la salute generale (colesterolo, emocromo, gruppo sanguigno e del fattore RH , analisi delle urine).

Le riceventi dovrebbero essenzialmente chiedere a un donatore privato i test MTS (Malattie Sessualmente Trasmissibili) ottenibili con una semplice analisi del sangue su richiesta (ai donatori di sangue vengono eseguite gratuitamente ogni volta), inoltre dovrebbero chiedere al donatore se egli abbia una qualche malattia genetica. Tuttavia le malattie genetiche come quelle citate sono abbastanza rare per cui poche persone fanno test di questo tipo a meno che non ci sia una storia familiare di malattie genetiche. Ricordiamo che la maggioranza delle donne concepisce naturalmente e al di fuori delle banche del seme senza problemi nonostante il marito o compagno non venga quasi mai testato geneticamente. Se una donna vuole che il proprio donatore faccia questi test dovrebbe farlo a sue spese dato che spesso sono costosi.

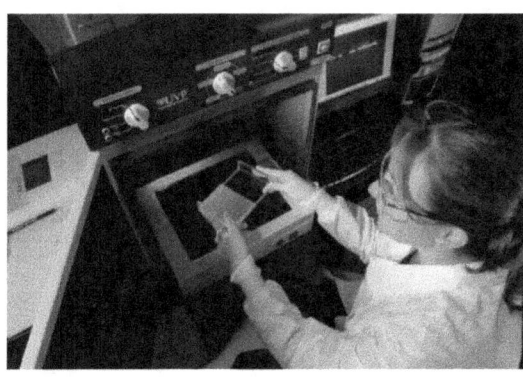

41

2-4: Informazioni aggiuntive del donatore: foto, video, profili dettagliati

Queste sono le informazioni extra che le riceventi possono acquistare per costi aggiuntivi di 15-40 dollari l'una nel 2012 presso la Pacific Reproductive Services (PRS):

- Profili dettagliati: si tratta di 10-15 pagine scritte a mano da ogni donatore che includono la storia medico-genetica della famiglia del donatore per tre generazioni, aspirazioni professionali e personali dello stesso, interessi, aspetti caratteriali e la motivazione per la quale ha scelto di donare il seme.
-Foto del donatore da bambino: si tratta di una o più foto del donatore a colori o in bianco e nero. La qualità dell'immagine dipende dalla qualità della foto originale fornita dal donatore.
-Foto del donatore da adulto: si tratta generalmente di una foto a colori di buona qualità
- Interviste video con volto visibile del donatore: sono video interessanti che permettono di vedere bene il donatore. La PSR è l'unica banca del seme che offre questo servizio però.
-Interviste audio del donatore: Si tratta di CD con 15-20 minuti di audio dove i donatori rivelano i loro pensieri e opinioni su una grande varietà di argomenti, dai suoi valori pesonali fino al suo rapporto con la famiglia e con gli amici, quali siano i suoi obiettivi lavorativi e i propri augurii per i bambini concepiti attraverso la donazione.
(Nota: Credo che i profili dettagliati con pagine scritte a mano e che le interviste audio siano per lo più quelle dei donatori degli anni passati, dato che per i donatori più recenti sono più usate le interviste video. Una conversazione su Skype tramite videochiamata può essere una buona alternativa a questo quando la donna decida di usare un donatore privato. Una volta che la donna chiede molti dettagli della storia familiare, degli interessi e aspirazioni del donatore, aspetti caratteriali e etc.. spesso il donatore si aspetta di essere scelto, per cui se la donna decide invece di usare un altro donatore è bene dirlo a questo punto con educazione, ringraziandolo per il tempo offerto).

2-5: Troppe domande possono scoraggiare i donatori

Il bambino è il risultato di una interazione di "Natura ed Educazione". Tratti non fisici quali il guadagno annuale, gli interessi e la personalità potrebbero non essere ereditati dal bambino. Penso che le domande divengano "eccessive" (quasi come una sorta di appuntamento più che la scelta di una donatore) quando tali domande si allontanino troppo dalle informazioni di base che le banche del seme forniscono. La ricevente dopotutto, sta solo scegliendo il donatore dal punto di vista genetico, non sta andando a un appuntamento nè pianificando un matrimonio. "Domande da appuntamento" potrebbero anche creare nel donatore aspettative per una relazione più fisica che di semplice donazione e potrebbero a quel punto creare disagio nel donatore qualora poi la donna scegliesse qualcun altro. E' anche vero che alcune domande potrebbero essere utili per soddisfare la curiosità del bambino in futuro: in tal caso, la donna potrebbe anche aspettare di rimanere incinta e poi mantenere un contatto col donatore per domande addizionali. Essenzialmente la ricevente può fare qualsiasi domanda essa voglia e ci sarà un donaore disposto a rispondere, solo che potrebbe, con troppe domande, far scappare un donatore più esperto che magari ha meno tempo essendo già in contatto con altre riceventi. A quel punto la donna potrebbe optare per un donatore più recente e con meno esperienza che magari ha più tempo a disposizione.

Capitolo 3 Dove trovare un donatore a costo zero per l'inseminazione artificiale con seme fresco

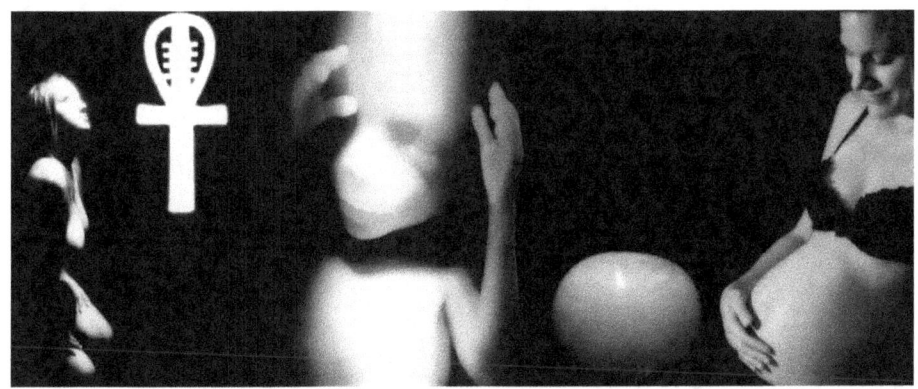

https://www.facebook.com/guidaperIAcondonatore

https://www.facebook.com/groups/490027521111030/

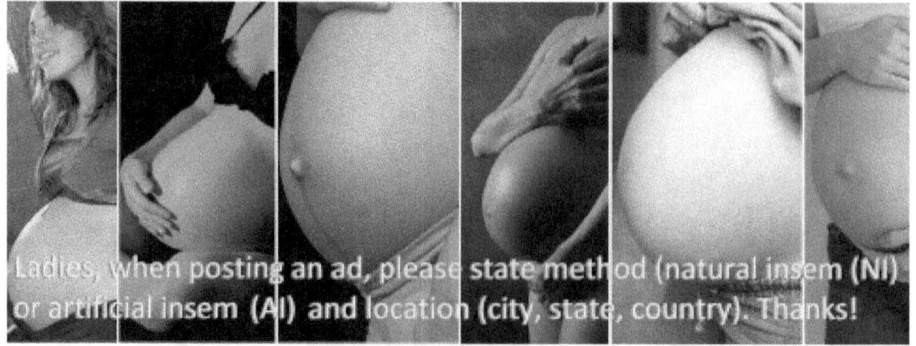

Ladies, when posting an ad, please state method (natural insem (NI) or artificial insem (AI) and location (city, state, country). Thanks!

https://www.facebook.com/groups/joesdonorgroup/

Email:

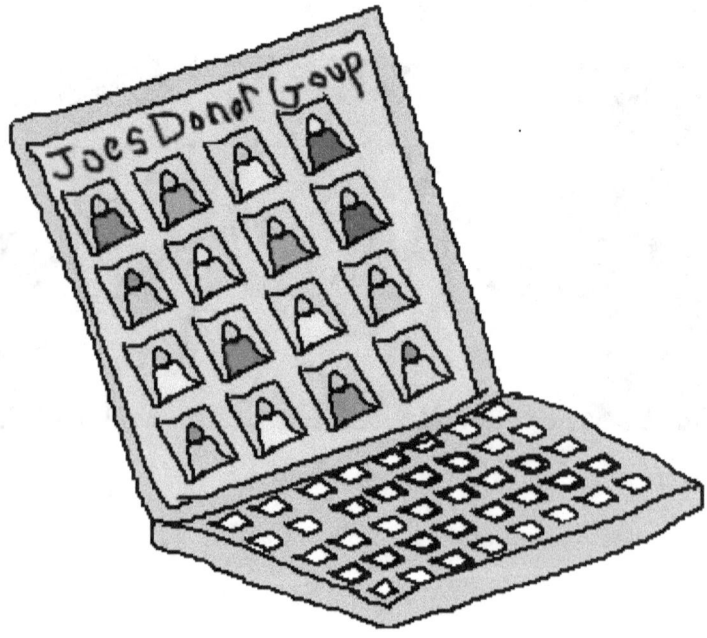

Email Joe donatore con domande: joe00donor@gmail.com

Capitolo 4 Test per MTS (Malattie Sessualmente Trasmissibili)

Nel 2012 la CDC raccomandava un test annuale per MTS alla maggioranza degli americani, specialmente agli indivisui facenti parte di gruppi ad alto rischio (consumatori di droghe a iniezione intravenosa e uomini che abbiano rapporti sessuali con altri uomini). Nonostante un donatore privato non possa testare il seme per HIV dopo una quarantena del seme per sei mesi come nelle cliniche, se egli fa test annualmente e non fa parte di un gruppo a rischio, non ci sono motivi per credere che egli sia più a rischio rispetto ai milioni di altri uomini che generano i propri figli naturalmente. Questi padri non hanno mai fatto tutti i test delle banche del seme e probabilmente non fanno nemmeno analisi annuali. Lo standard generale del donatore è quello di fare le analisi MTS del sangue annualmente a sue spese, mentrele riceventi coprono le spese di eventuali test extra, ad esempio genetici..

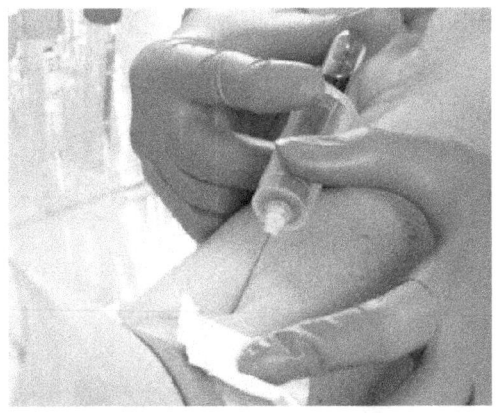

4-2: Test MTS anonimi e test confidenziali

Molti donatori vogliono rimanere anonimi. Potrebbero voler evitare che i loro datori di lavoro o la loro compagnia di assicurazione sappia quanto frequentemente fanno test MTS. Molti laboratori offrono test "confidenziali". Tuttavia se il laboratorio clinico registra la tua carta di identità e i tuoi dati, non rimani anonimo. In alcuni mestieri e certe companie assicurative permettono alla compagnia di accedere ai dati medici personali

I donatori potrebbero anche non voler ricevere lettere circa i costi dei test o i test stessi consegtnati via posta, nonchè veder comparire sui dati di spesa della carta di credito i costi per i test MTS.

Un servizio veramente anonimo di testing per malattie sessualmente trasmissibili è offerto dalla American Company Private MD (www.privatemdlabs.com) dove il paziente paga con una carta prepagata anonima e non con la carta d'identità ufficiale.

Dal momento che il donatore non fornisce nemmeno la sua carta di credito ufficiale non c'è modo per nessuno di risalire al suo nome e si ha l'anonimato totale. Dopo aver pagato il test deve solo andare in un laboratorio (se anche al laboratorio chiedessero la carta di identità, egli può dire che non ce l'ha al momento) e depositare urine e/o sangue per i test. Un elenco completo di test è disponibile sul sito Private MD per 219 dollari. Consiglio ai donatori di controllare online sul sito che anche in Italia ci sia la possibilità di fare test in modalità anonima.

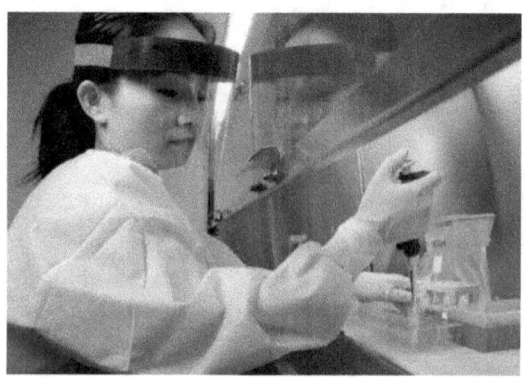

Capitolo 5 Come posso proteggere la mia privacy?

Anche la ricevente potrebbe desiderare di mantenere la propria privacy e non rivelare al donatore troppi dati personali. "Se non puoi fidarti del tuo donatore, allora scegli qualcun altro" potrebbe essere un buon metro di misura. Tuttavia non ho mai sentito alcuna ricevente lamentarsi del fatto che il donatore sapesse il suo nome, indirizzo o numero di telefono, piuttosto la tua preoccupazione potrebbe essere quella di non far sapere alla tua famiglia o ai tuoi amici che stai usando un donatore. Se questo ti preoccupa ecco una serie di consigli per andare sul sicuro.

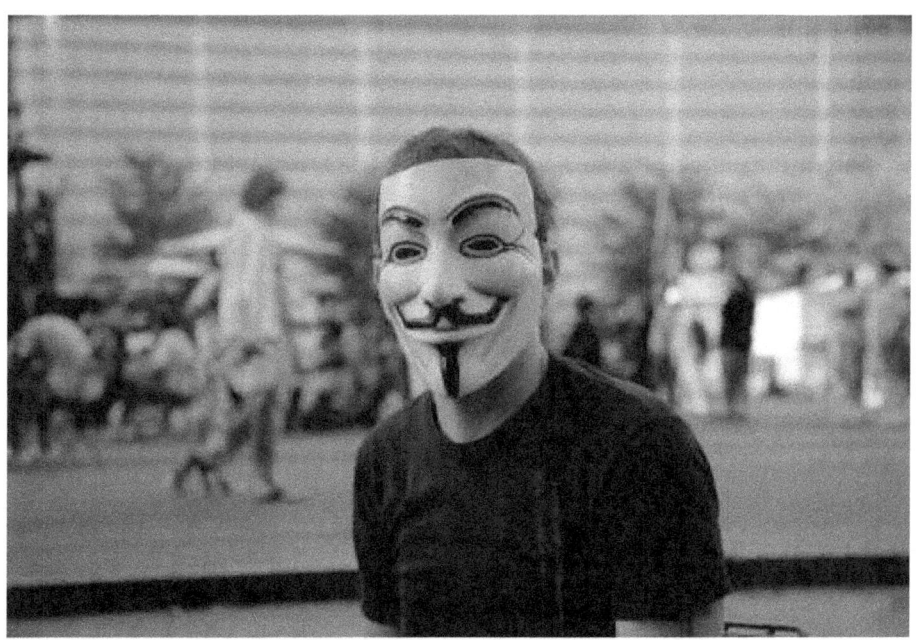

5-2: Usare un Hotel

Non ho mai sentito alcuna donna lamentarsi di aver rivelato al donatore indirizzo o numero di telefono, tuttavia se vuoi evitare questo ci sono alcune possibilità. Prima di tutto potresti usare un hotel anzichè casa tua per incontrare il donatore.

Alcuni donatori fanno la loro donazione usando il bagno della camera, altri potrebbero chiedere alla ricevente di aspettarli nella hall anzichè salire in camera. La donna dovrebbe fare l'inseminazione poco dopo usando quindi la stessa stanza dell'hotel evitando quindi di tornare a casa e fare l'inseminazione lì, nonostante la propria casa sia sempre un ambiente più confortevole.

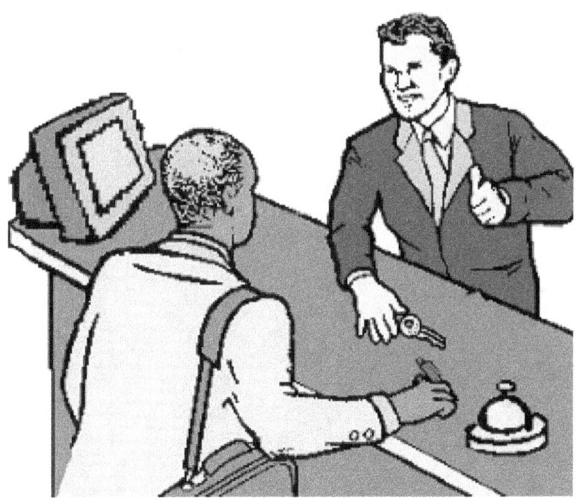

5-3: Non voglio incontrare il donatore a casa mia, ma non ho i soldi per un hotel.

Alcune donne non possono permettersi di pagare un hotel nell'immediato, magari a causa di molte spese in quel mese. Un'opzione può essere quella di chiedere al donatore di fare la donazione in un bagno pubblico o addirittura all'interno della macchina parcheggiata cosa che però potrebbe essere stressante per il donatore e non molto pudico. Evitate assolutamente bagni pubblici dove non ci siano porte che si possano chiudere a chiave, perchè sarebbe molto imbarazzante sia per il donatore che per eventuali passanti: immaginate se per caso un bambino aprisse la porta e vedesse tutto! Se optate per un bagno pubblico siate quindi sicure che abbia la porta che si chiude a chiave. Qualsiasi posto che abbia una toilette può essere adatto: un ristorante, un bar, una stazione, un areoporto, una biblioteca o libreria etc... I bagni per disabili sono spesso la scelta migliore.

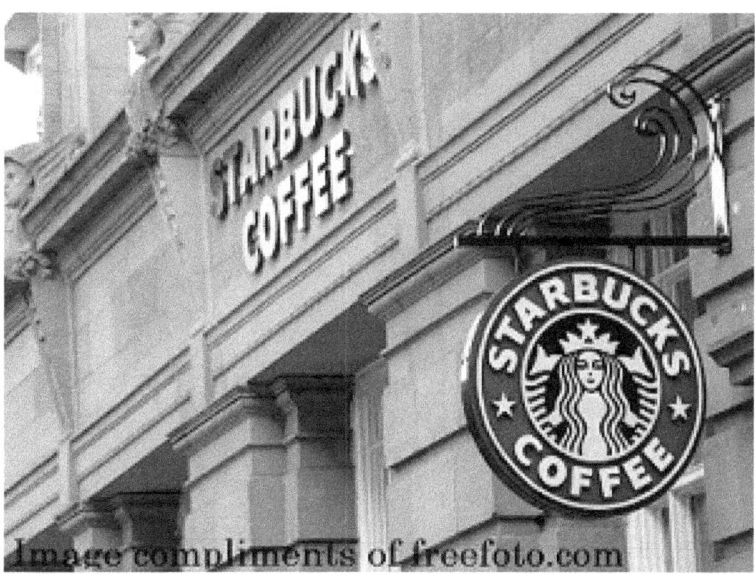

Image compliments of freefoto.com

5-4: Fare la donazione in macchina potrebbe essere illegale

Le macchine spesso sono considerate "spazi pubblici". Lasciare che il donatore si masturbi e faccia la donazione in macchina potrebbe essere illegale e potreste essere sanzionati per atti osceni in luoghi pubblici. Comunque dipende dalle leggi di ogni paese. E' comunque preferibile per pudore e privacy che il donatore produca la donazione in un bagno chiuso, mentre l'inseminazione può avvenire in macchina.

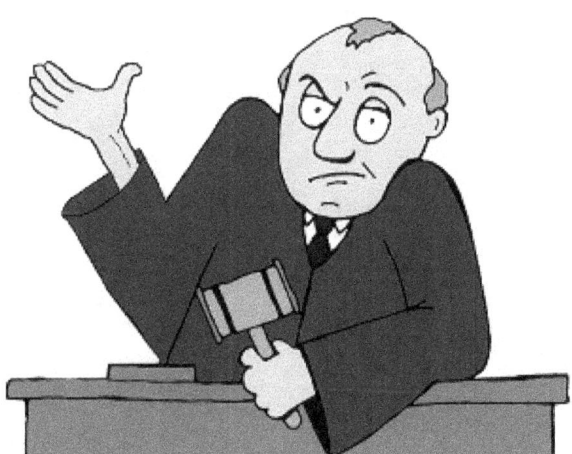

5-5: Se incontri il donatore molto lontano da casa non fare l'inseminazione a casa

La donna dovrebbe effettuare l'inseminazione il più presto possibile dopo aver ricevuto la provetta, invece di perdere tempo tornando a casa, anche se la casa offrirebbe un ambiente più confortevole. E' facile sbagliarsi coi tempi o magari trovare traffico nel tragitto di ritorno e questo andrebbe a danno della qualità dello sperma. La donna può tranquillamente usare la macchina o un bagno pubblico per l'inseminazione. Non si tratta di un atto sessuale quindi non è illegale usare la macchina.

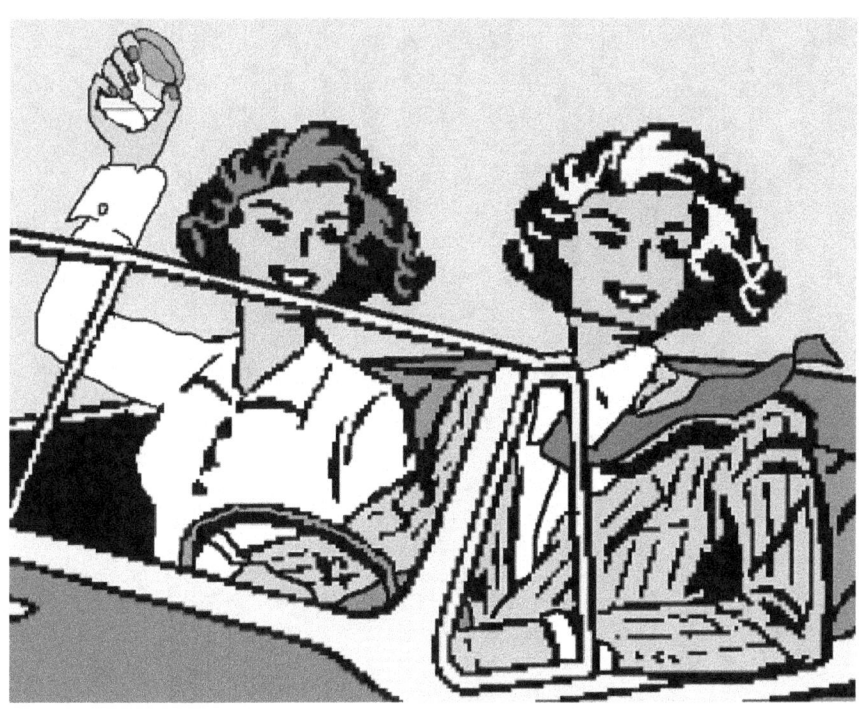

5-6: Circa il mio numero di telefono?

Se dare il tuo numero di telefono al donatore ti preoccupa ci sono dei semplici accorgimenti che puoi attuare. Potresti cercare un telefono prepagato dove non è necessario intestare il numero al proprio nome e cognome. Costano meno di venti euro e non hai bisogno di lasciare dati personali o carta di credito. Altre persone ottengono un numero di telefono attraverso internet (ad esempio su Google Voice), ma credo che un telefono prepagato sia più facile da ottenere. Controlla se nel tuo paese siano disponibili telefoni prepagati. Avere un numero disponibile è d'aiuto qualora non fosse possibile rintracciare il donatore su internet poco prima dell'incontro. Altra buona idea potrebbe essere quella di usare il telefono di un amico o amica fidata che sa del donatore.

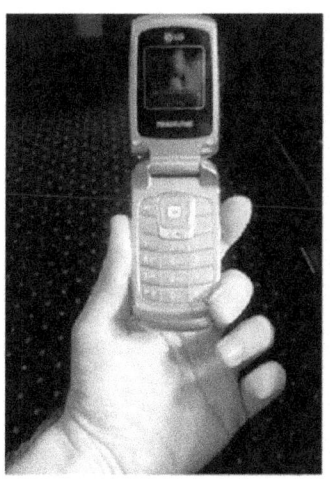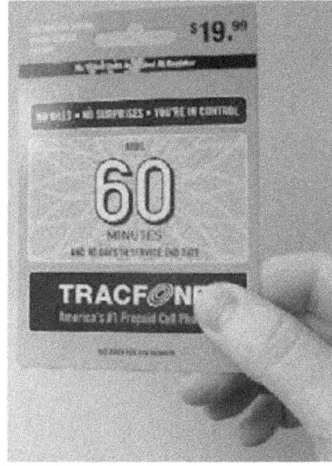

5-7: Tieni tutte le cose collegate alla donazione conservate nello stesso posto.

Penso sia utile tenere il telefono prepagato, il caricabatterie del telefono, il calendario per monitorare l'ovulazione e gli stick ovulatori e tutte le cose correlate alla donazione nello stesso posto, per esempio un vecchio zaino, un cassetto etc.. In questo modo se vi servono tutte queste cose insieme non correte il rischio di scordarvi qualcosa!

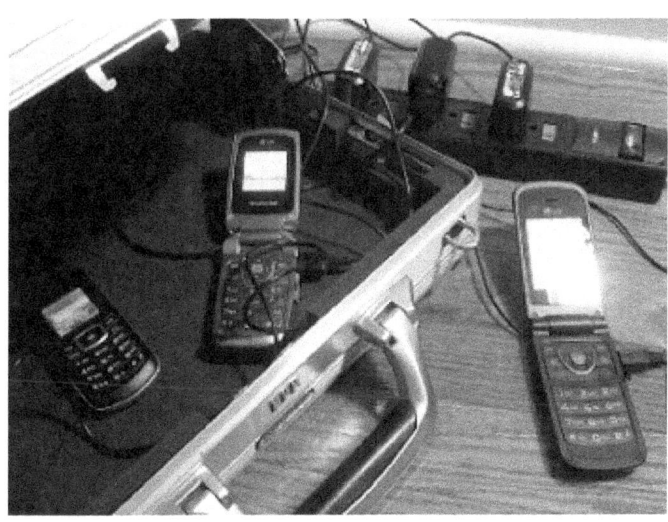

5-8: Come devo regolarmi con Facebook?

Il nostro gruppo facebook
(https://www.facebook.com/groups/joesdonorgroup) è "chiuso". Si tratta
di un gruppo privato per cui i non iscritti non possono vedere i messaggi
postati dentro. Tuttavia se ti iscrivi al gruppo col tuo profilo reale che usi
per comunicare abitualmente con parenti e amici allora facendo amicizia
con altri membri del gruppo donazioni potrebbe accadere che ad esempio i
donatori ricevano suggerimenti di amicizia con i tuoi amici o parenti che
magari non sanno di questo tuo progetto di ricorrere a un donatore di
seme. Se hai più di 500 amici probabilmente tutto passerà inosservato,
oppure se sei una ragazza lesbica e anche altre tue amiche stanno usando
donatori per creare una famiglia potrebbe non essere un problema. Usare
un profilo vero ha il vantaggio di mettere a suo agio il donatore che ha la
garanzia di interagire co una persona reale. Tuttavia se, ad esempio, sei
sposata e l'infertilità di tuo marito è un vostro segreto potresti preferire di
optare per un account anonimo non ufficiale. Se crei un profilo anonimo
solo per le donazioni sii certa di usare un indirizzo email che non hai mai
usato prima: fai un nuovo account yahoo o Gmail ad esempio. Questo
eviterà al 100% che qualeche tuo conoscente della vita reale riceva inviti
da facebook a stringere amicizia coi tuoi nuovi amici donatori.

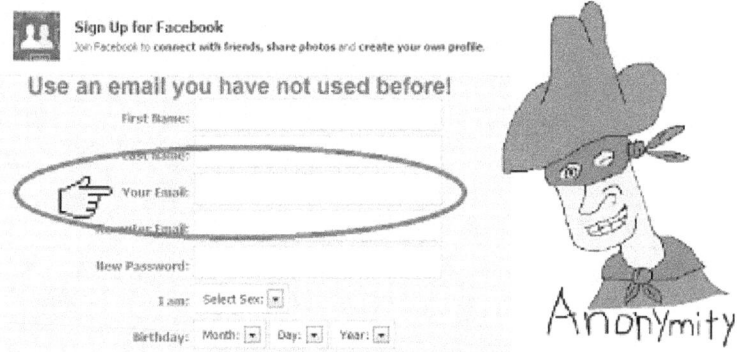

Capitolo 6 Conoscere i tempi giusti per l'inseminazione

E' risaputo che gli spermatozoi sopravvivono nell'apparato riproduttivo femminile per un periodo che arriva fino a 5 giorni. Questa informazione è usata specialmente nelle coppie per prevenire gravidanze non desiderate evitando sesso non protetto nei giorni potenzialmente fertili. E' una informazione usata anche in medicina legale per indagare sui casi di stupro. Tuttavia, per le nostre intenzioni, ci interessa sapere il momento più fertile, quello ideale per gli spermatozoi al fine di fecondare l'ovulo che è di circa 24-48 ore. In alcune rare occasioni il concepimento potrebbe verificarsi aldifuori di quei giorni fertili. Penso che nella maggioranza dei casi si tratti in realtà di errori di calcolo o più semplicemente la donna ha voluto arricchire la storia del proprio concepimento con particolari non realistici.

Secondo la mia esperienza di donatore di seme, con più di 100 cicli di tentativi, il momento migliore per effettuare l'inseminazione è il giorno del picco dell'ormone luteinizzante (LH), ossia il primo giorno in cui ottieni un positivo sul test d'ovulazione. Il secondo giorno migliore è quello successivo.

Questo avviene perchè il giorno del positivo precede di circa un giorno il momento dell'ovulazione e quindi ci sono maggiori chances di concepimento se gli spermatozoi soni gia lì presenti prima ancora che sia stato rilasciato l'ovulo. Il giorno successivo al positivo sul test è in genere quello dell'ovulazione ed è il secondo migliore per provare. Il tempo dell'ovulazione tende a variare e potrebbe anche avvenire fino a due giorni piu tardi rispetto al picco. Il terzo giorno migliore per provare è quello precedente al picco LH, ma non c'è un modo preciso per individuare con accuratezza questo giorno.

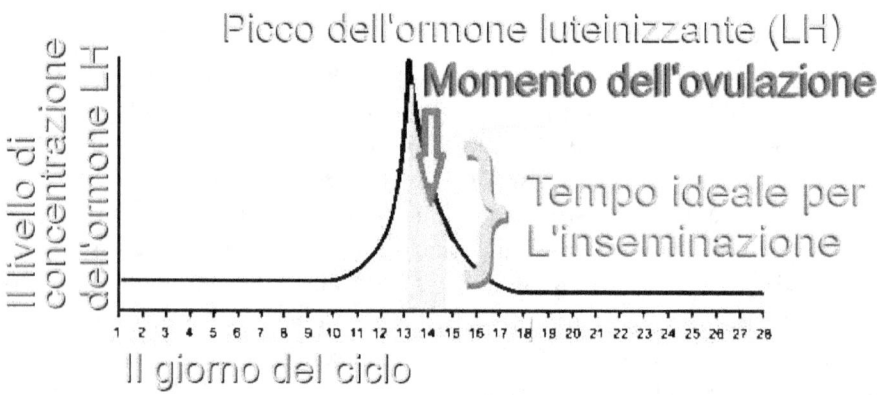

68

6-2: Pianificare l'inseminazione

Una volta scelto il donatore, la prima cosa che la donna deve fare è identificare il suo primo giorno del ciclo e dirlo al donatore in modo tale da avere un'idea di quando sarà il picco ovulatorio che poi viene determinato dal test ovulatorio (test di ovulazione) e quindi pianificare l'inseminazione.

Il Primo giorno del Ciclo è il primo giorno delle mestruazioni ossia il giorno in cui torna il flusso mestruale. In genere un ciclo medio dura 28 giorni, ma c'è una certa variabilità fra le donne o anche variabilità fra cicli diversi della stessa donna. I cicli potrebbero allungarsi con l'età, alcune donne con PCOS (sindrome da Ovaio Policistico) potrebbero avere cicli significativamente più lunghi, mentre alcune donne con problematiche della fase lutea potrebbero avere cicli più corti.

E' una buona idea comunicare al donatore tutti i fattori collegati al "timing" della tua ovulazione e del tuo ciclo e pianificare al meglio il tempo giusto anche per eventuali spese da affrontare.

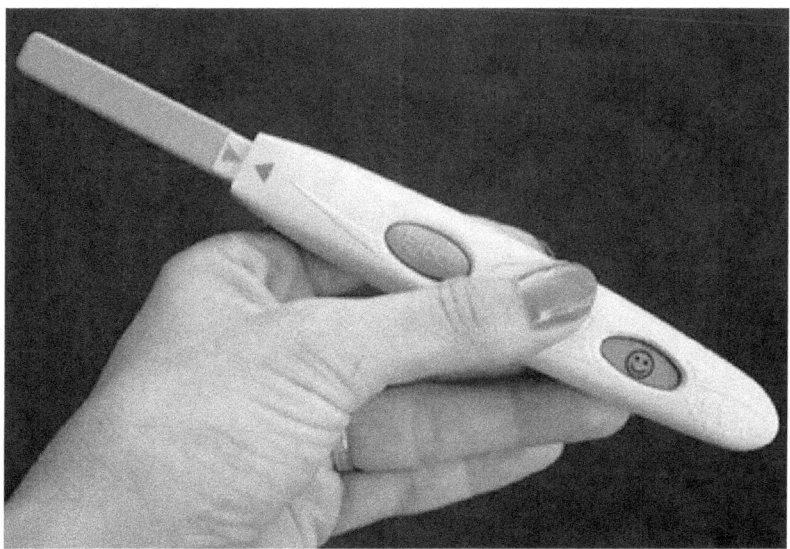

6-3: Che cos'è un Test di Ovulazione?

Il Test d'Ovulazione è un test che rintraccia la HCG (la gonadotropina corionica umana) che viene rilasciata durante il picco LH (Ormone luteinizzante). Un test di ovulazione positivo non che l'ovulazione sta avvenendo in quel momento. E' il picco di questo ormone che determina l'ovulazione: generalmente l'ovulazione avviene 12-36 ore dopo l'inizio del picco.

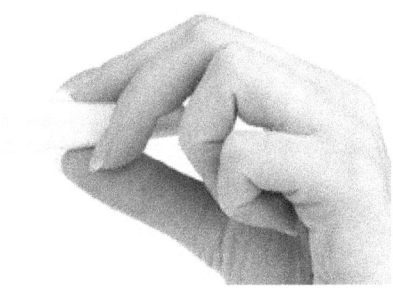

6-4: Cos'è il picco di LH?

Un test di ovulazione positivo non che l'ovulazione sta avvenendo in quel momento. L'ovulazione generalmente avviene il giorno dopo che il test si è positivizzato. Idealmente dovresti fare l'inseminazione il giorno del picco LH (quando il test si positivizza), e magari anche il giorno dopo. Ho avuto successi anche in casi di inseminazione avvenuta due giorni dopo il giorno del positivo, probabilmente si trattava di quei casi in cui l'ovulazione avviene 36 ore dopo il picco e con un ovulo che è capace di sopravvivere fino a 24 ore dopo il suo rilascio da parte delle ovaie. È possibile anche un concepimento nel giorno prima del picco nel caso in cui l'ovulazione avvenga, ad esempio, solo 12 ore dopo il picco: a volte le persone programmano una inseminazione in un giorno diverso da quello del picco per possibili impegni o imprevisti. In ogni caso ritengo che il giorno migliore resti sempre quello del picco e quello successivo.

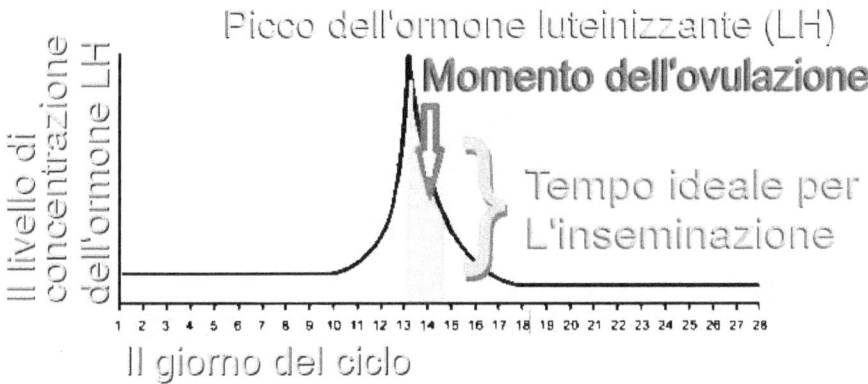

6-5: Cosa devo fare se ottengo due diversi test positivi nello stesso ciclo?

A volte accade che una donna mi dica di avere il test positivo, spedisco il seme e poi qualche giorno dopo lei riporta un secondo positivo. Penso possano esserci diverse ragioni per cui questo accade:

1. Il primo "positivo" non era un vero positivo. Sii sicura di leggere attentamente le istruzioni sull'utilizzo del test dal momento che in alcuni test la linea test deve apparire più scura della lina fissa in caso di positivo, mentre in altri devono apparire scure allo stesso modo. Prova a usare anche stick diversi a limite se una certa marca dovesse darti problemi.

2. Il primo positivo aveva correttamente identificato il picco LH. Tuttavia, il picco LH era insufficiente per indurre l'ovulazione e qualche giorno dopo quindi compare un secondo positivo che indica effettivamente l'ovulazione.

3. Il secondo positivo identificava il rilascio di un secondo ovulo. Se avverti doloretti ovulatori che generalmente sono da un solo lato e li senti al lato sinistro la prima volta e al lato destro la seconda volta , o viceversa, è possibile che tu stia ovulando una seconda volta.In ognuno di questi tre casi è una buona idea tentare una seconda inseminazione nel secondo picco.

4. Stai facendo trattamento ormonale che ha indotto un falso positivo. In questo caso smetti di prendere il prodotto e consulta un medico chiedendo consigli su quando effettuare l'inseminazione.

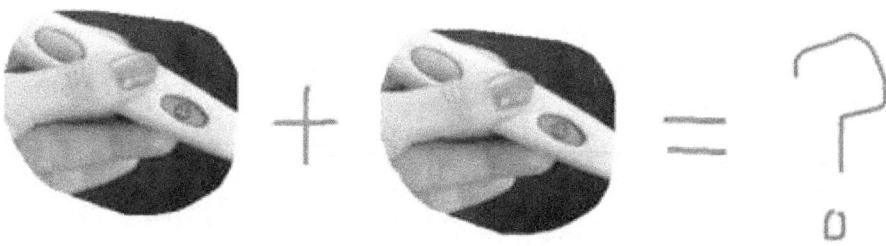

6-6: Il "timing" del ciclo

Secondo la mia esperienza le donne ottengono un test ovulatorio positivo in qualsiasi giorno che vada dal 9° al 15° giorno del ciclo. La Gonadotropina Corionica umana del picco LH viene rintracciata dai test solo per un numero limitato di ore e potrebbe facilmente passare inosservata se avviene nelle 23 ore intercorrenti fra i due test nel caso che la donna faccia il test solo una volta al giorno. Per questo consiglio di fare il test ovulatorio due volte al giorno a partire dal giorno 9° del ciclo. In media le donne ottengono un positivo al 13° giorno, talvolta al 12° e meno frequentemente nei giorni 9°-11° o 14°-15°.

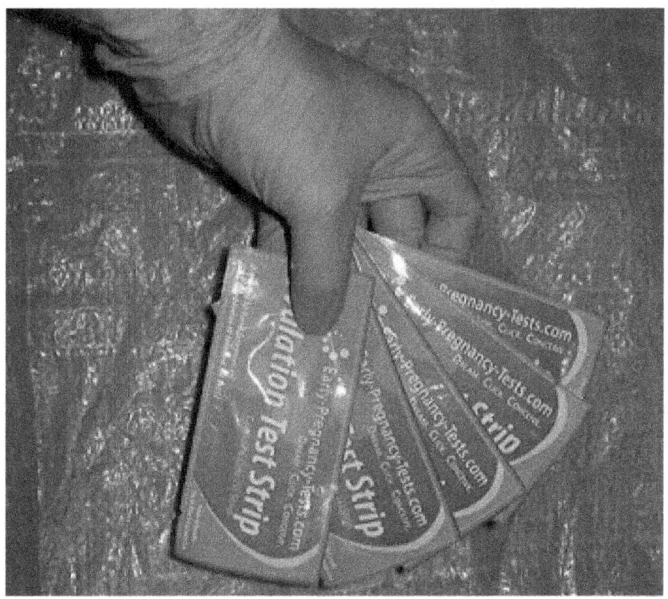

6-7: Usa un calendario non un programma del computer

I momenti del ciclo tendono a cadere negli stessi giorni della settimana, settimana dopo settimana, e dal momento che la lunghezza media di un ciclo, 28 giorni, è divisibile per sette sarà molto semplice ordinare tutto su un calendario. Dovremmo smettere di pensare al ciclo come a un sinonimo di "mese" dal momento che il mese è più lungo di 28 giorni e non è divisibile per sette. Pensiamo, invece, in termini di settimane. Sconsiglio l'utilizzo di applicazioni per computer o per smartphone. Compra un calendario cartaceo e scrivi tutto lì: impegni lavorativi, di studio, di business etc... Tutti questi impegni sono generalmente organizzati a base settimanale e così anche il ciclo. In questo modo potrai programmare tutto molto bene anche tenendo conto degli orari di lavoro, di scuola o di altri impegni e in caso di spedizione del seme puoi controllare gli orari della compagnia di spedizione.

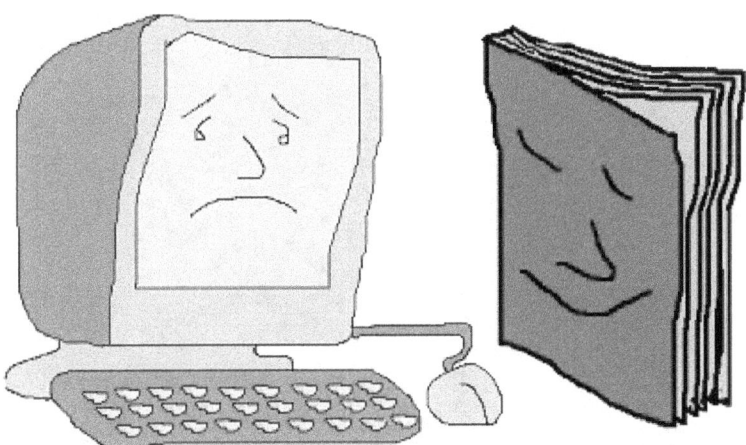

6-8: Il primo giorno del ciclo non cade mai lo stesso giorno per due mesi di fila

Quando una donna dice: "Tengo d'occhio il mio ciclo e il mio primo giorno casca sempre il 5 di ogni mese", sono già certo che in realtà non sia così sicura di come funzioni il tutto. A meno che il mese non sia di 28 giorni (e solo 3 mesi su 48 sono di 28 giorni, ossia i mesi di febbraio eccetto quando è di 29 giorni) è molto improbabile che il primo giorno caschi sempre nella stessa data per due mesi di fila dal momento che 45 mesi su 48 sono più lunghi di 28 giorni per cui è molto probabile che le prime mestruazioni arrivino 2-3 giorni di anticipo rispetto al mese precedente. Se il mese scorso erano arrivate il 5, molto probabilmente questo mese torneranno il 2 o il 3. Quello che conta è segnare tutto sul calendario così da considerare tutti gli orari e gli eventuali inconvenienti con le compagnie di spedizione (nel caso che l'ovulazione sia un weekend) o con gli impegni lavorativi della settimana.

Febbraio

			1	2	3	4
5	6	7	8	9	10	11
12	13	14	15	16	17	18
19	20	21	22	23	24	25
26	27	28	29			

Marzo

				1	2	3
4	5	6	7	8	9	10
11	12	13	14	15	16	17
18	19	20	21	22	23	24
25	26	27	28	29	30	31

Aprile

1	2	3	4	5	6	7
8	9	10	11	12	13	14
15	16	17	18	19	20	21
22	23	24	25	26	27	28
29	30					

6-9: Esempio pratico

Se, ad esempio, il primo giorno del ciclo (primo giorno di mestruazioni) cade il 31 gennaio, la donna dovrebbe stimare che le prossime mestruazioni arriveranno il 28 Febbraio e poi il 27 Marzo, il nono giorno del ciclo (ossia quando dovrà iniziare a usare gli stick) sarà l'8 Febbraio e poi il 7 marzo, il tredicesimo giorno (quello del probabile picco LH e quindi dei giorni migliori per fare l'inseminazione) cascherà il 12 di Febbraio e poi l'11 Marzo, infine il ventottesimo giorno (ossia quello dove già si può fare un test di gravidanza) cascherà il 27 febbraio e il 26 marzo circa. Ovviamente il mese di Marzo andrà calcolato di nuovo in base a quando tornano le prime mestruazioni, ma può comunque farsi un'idea calcolando già dal 31 gennaio.

Febbraio

		cd1	1	2	3	4
5	6	7	8 cd9	9	10	11
12 cd13	13	14	15	16	17	18
19	20	21	22	23	24	25
26	27 cd28	28 cd1	29			

Marzo

				1	2	3
4	5	6	7 cd9	8	9	10
11 cd13	12	13	14	15	16	17
18	19	20	21	22	23	24
25	26 cd28	27 cd1	28	29	30	31

Aprile

1	2	3	4 cd9	5	6	7
8 cd13	9	10	11	12	13	14
15	16	17	18	19	20	21
22	23 cd28	24 cd1	25	26	27	28
29	30					

Capitolo 7 Il Test di Ovulazione (TO)

Alcuni Test d'Ovulazione usano strisce trattate chimicamente che vengono immerse nelle urine precedentemente raccolte in un barattolo sterile. In altri TO l'urina viene raccolta in un barattolino e poi versata nel tester attraverso una pipetta sterile. Poi ci sono alcuni TO che possono essere inseriti nel flusso di urina direttamente: questi stessi ovviamente puoi anche immergerli nell'urina depositata nel barattolo.

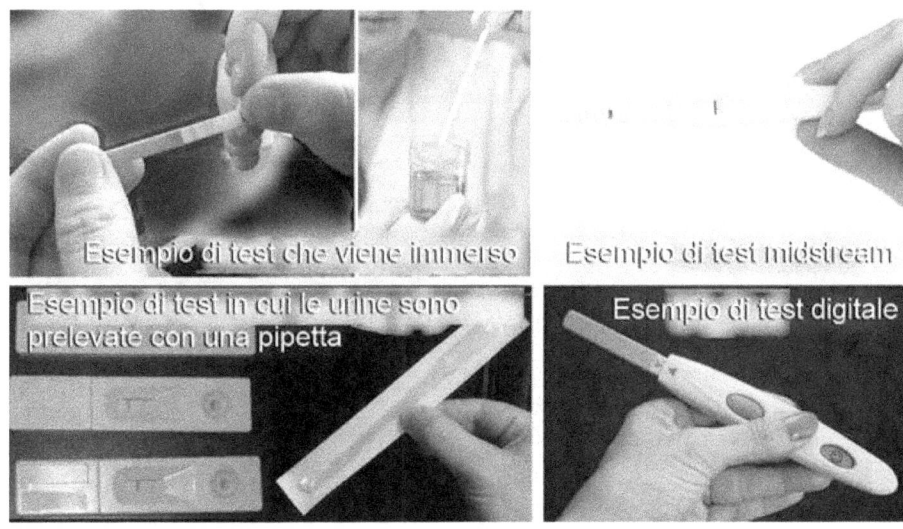

Esempio di test che viene immerso

Esempio di test midstream

Esempio di test in cui le urine sono prelevate con una pipetta

Esempio di test digitale

7-2: Saper leggere i risultati del Test d'Ovulazione

Un test per essere positivo generalmente deve presentare la linea test tanto scura quanto la linea controllo e talvolta più scura ancora. Leggi attentamente le istruzioni! Se non compare nemmeno la linea controllo il test non è valido e quindi è inutilizzabile. Prova più metodi o anche due insieme per capire meglio quale fa al caso tuo.

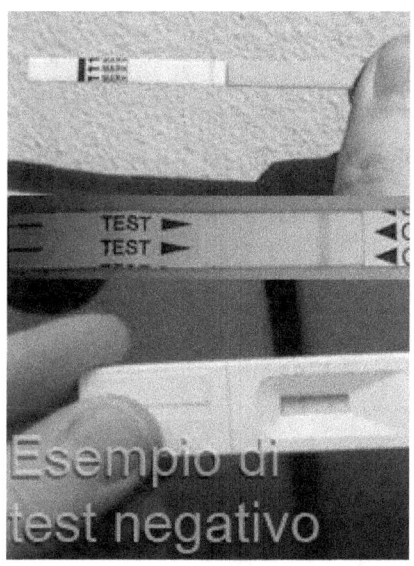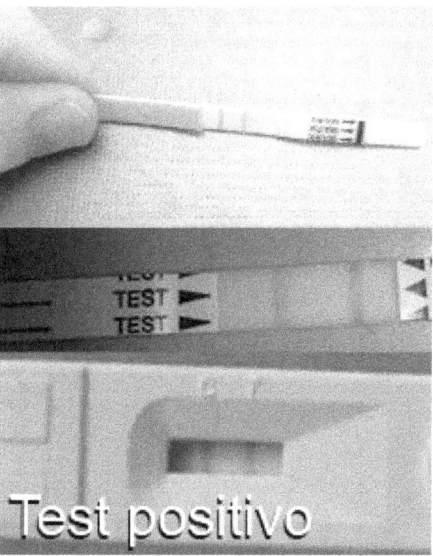

7-3: Colorarsi gradualmente

Alcune persone preferiscono il test digitale, tuttavia gli stick hanno il vantaggio di colorarsi gradualmente indicando ad esempio che il picco LH è vicino (se la linea test si è scurita ma non ancora quanto la linea controllo).

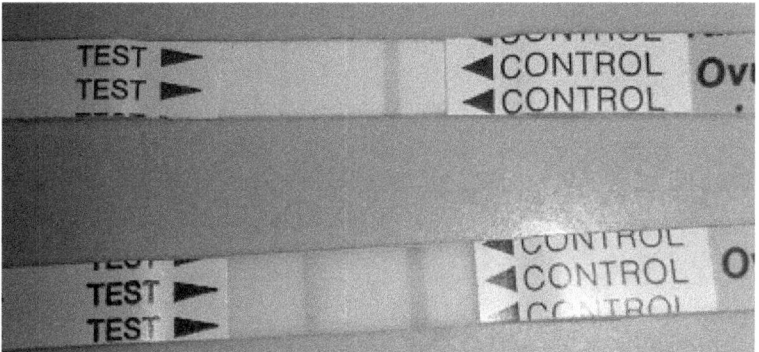

Capitolo 8 Usare la Temperatura Basale (TB) per predire l'ovulazione.

Circa 20 anni fa quando iniziai a cercare di concepire il primo figlio con mia moglie, la temperatura basale, assieme ai cambiamenti del muco cervicale e della posizione della cervice, erano i metodi standard per predire l'arrivo dell'ovulazione. Il calcolo della TB è stato alla base del concepimento di uno dei miei figli. Questo metodo richiede molta accuratezza, perchè devi misurare la TB ogni mattina alla stessa ora prima di alzarti dal letto per andare a urinare, quindi dovresti andare a dormire e svegliarti alla stessa ora tutti i giorni che la misurerai. Questo non sempre è conciliabile con alcuni stili di vita più movimentati specialmente delle più giovani. Il Test d'Ovulazione è molto più conveniente e facile da usare e lo trovi a prezzi molto bassi (specialmente gli stick). Io consiglierei di usare la temperatura Basale come metodo ausiliare a quello del test di ovulazione, dato che la TB è più difficile da calcolare. Il libro "Taking Charge of Your Fertility" spiega molto bene la TB nei dettagli: dovresti testare la TB per vari cicli prima di capirla al 100%.

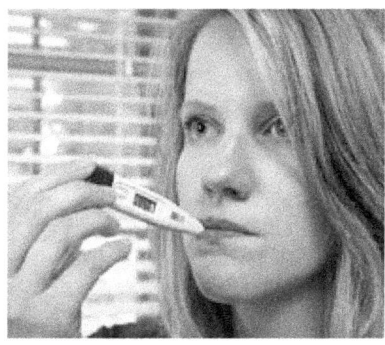

8-2: Esempio grafico

Puoi vedere in questo esempio grafico che c'è un lieve aumento della temperatura basale il giorno 14esimo del ciclo, un leggero calo il giorno 15 e poi un ulteriore forte aumento della temperatura nei giorni successivi. Questa linea indica appunto l'ovulazione: il picco leggero al 14esimo giorno è dovuto al picco ormonale LH e quindi all'ovulazione imminente. Se la temperatura rimane alta anche dopo il 28esimo giorno e poi si stabilizza intorno al 33esimo giorno (e il ciclo non è ancora arrivato!) quasi sicuramente si tratta di una gravidanza. Un crollo della temperatura basale al giorno 28esimo indica invece l'imminente arrivo delle mestruazioni.

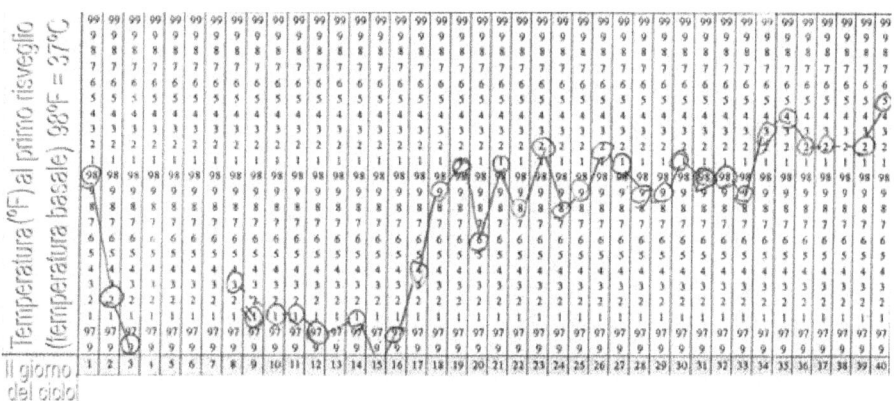

95

Capitolo 9 Predire l'ovulazione in base ai cambiamenti della cervice

Circa 20 anni fa quando cercammo il nostro primo figlio, i cambiamenti della cervice e del muco cervicale, assieme alla temperatura basale, erano gli standard base per predire l'ovulazione. Tuttavia i cambiamenti cervicali erano ausiliari come metodi rispetto alla TB. Dovresti controllare tali cambiamenti ogni giorno, alla stessa ora e col corpo nella medesima posizione per ottenere i risultati migliori e più accurati: tutto ciò richiede in genere qualche ciclo di prova prima che diventiate pratiche. Il muco cervicale in particolare può essere influenzato da altri fattori quali l'idratazione generale, l'assunzione di farmaci etc. Ho trovato questo metodo poco utile in varie donne che ho aiutato, dato che il muco tende a cambiare anche vari giorni prima dell'ovulazione. Secondo me i Test d'Ovulazione sono il metodo migliore, mentre il controllo del muco potrebbe essere un metodo ausiliare. Nel libro "Taking Charge of Your Fertility" viene spiegato nei dettagli il controllo del muco.

Un ringraziamento speciale a Eric Donor per aver fornito l'immagine di un modellino anatomicamente corretto di vagina (non compaiono foto reali della vagina nel libro).

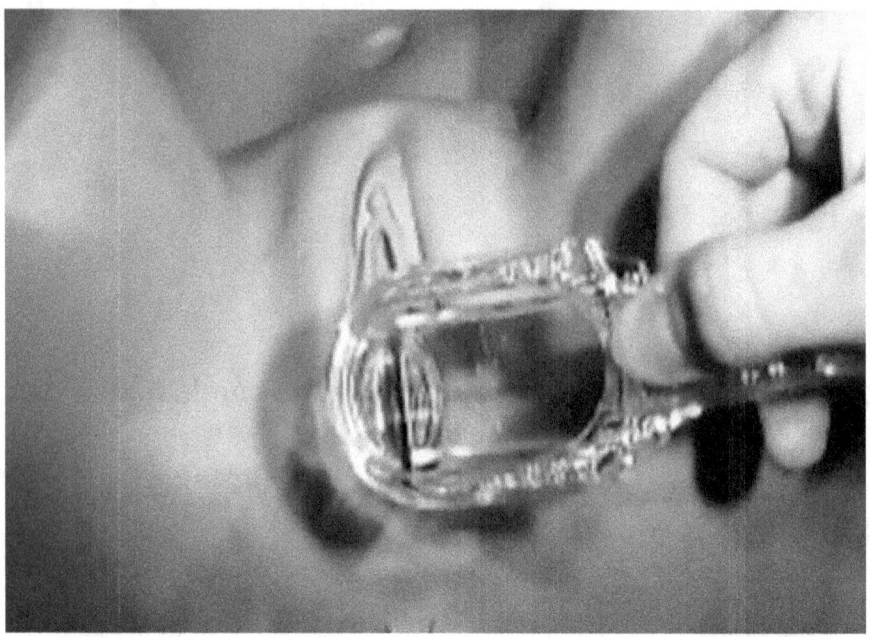

9-2: Il muco cervicale

Per controllare il muco cervicale per prima cosa lavarsi bene le mani. Assicurati che le tue unghie siano in buone condizioni (senza spigoli taglienti) in modo tale da non graffiarti. Trova una buona posizione per effettuare l'operazione, ad esempio seduta su un wc, accovacciata, o in piedi su una gamba con l'altra gamba appoggiata sul water o al bordo della vasca da bagno, sedia etc.. Inserisci un dito (preferibilmente l'indice o il medio) dentro la tua vagina per raccogliere un po' di muco: se tendi a produrre molto muco non ci sarà bisogno di far penetrare il dito molto in profondità, ma l'ideale è raccogliere il muco più vicino alla cervice. Tira fuori il dito e valuta la qualità e l'aspetto del muco cervicale: unisci il dito col muco al pollice e fai un piccolo movimento rotatorio, poi fai pressione fra le due dita e allontanale lentamente. Se il muco è molto poco o appiccicoso probabilmente non si tratta ancora di muco fertile e l'ovulazione è probabilmente lontana. Se, invece, ha un aspetto cremoso l'ovulazione è vicina ma non ancora in atto. Se, infine, è acquoso e piuttosto elastico l'ovulazione è vicinissima e in genere le coppie sposate vengono consigliate in questi giorni di fare tentativi mirati per concepire. Se il muco è molto vischioso e si allunga fra le due dita per vari centimetri (un po' come il bianco d'uovo) allora l'ovulazione è molto vicina ed è un buon momento per fare l'inseminazione.

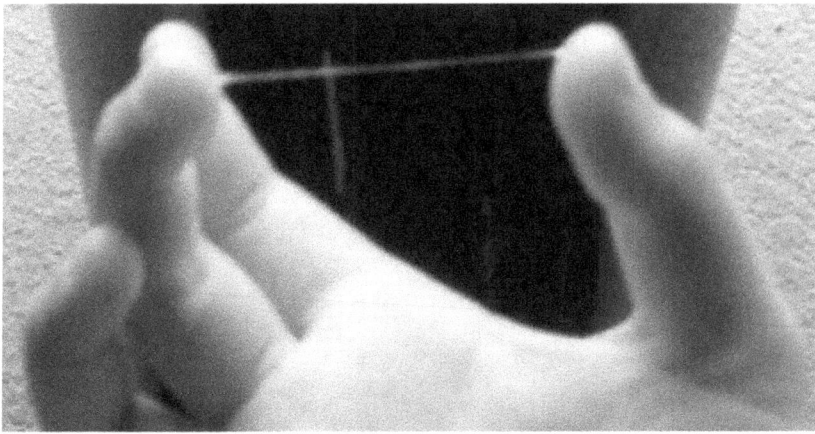

9-3: Punti da tenere a mente:

Fattori quali l'idratazione corporea o eventuale assunzione di farmaci possono influenzare l'aspetto del muco. I cambiamenti del muco cervicale tuttavia sono relativi: alcune donne potrebbero non sperimentare cambiamenti notevoli rendendo difficile la loro identificazione. La cosa migliore per una donna è di fare un po' di pratica e acquisire una certa conoscenza del proprio corpo per determinare i cambiamenti del muco cervicale, ad esempio controllare il muco e al contempo usare i test d'ovulazione per poi comparare l'aspetto del muco in relazione al picco ovulatorio. La donna dovrebbe anche controllare l'aspetto del muco nelle stesse modalità ogni volta (stessa posizione, stessa ora della giornata, etc..) in modo tale da individuare facilmente i cambiamenti. Quando si parla di un colore simile al bianco dell'uovo, intendiamo un bianco semitrasparente, non certo il bianco dell'uovo post cottura. Spesso le coppie sposate vengono consigliate di avere rapporti sessuali in tutti i giorni fertili in cui sia possibile concepire. Tuttavia quando una donna cerca di rimanere incinta tramite donatore incontrarsi non sempre è semplice ed economico per cui questo consiglio non sarebbe di grande aiuto. Secondo la mia esperienza di donatore le donne vorrebbero sempre incontrarsi molto in anticipo rispetto al necessario. Per una coppia sposata non c'è problema nell'avere rapporti ogni giorno, invece nel caso di donazione, specialmente se ci sono notevoli costi (trasporti, hotel, benzina etc..) , spesso è possibile incontrarsi solo una volta a ciclo e quindi sarebbe bene individuare con accuratezza il giorno in cui il test d'ovulazione dà positivo.

9-4: Posizione della Cervice

Per controllare la posizione della tua cervice per prima cosa lavati le mani. Assicurati che le tue unghie siano in buone condizioni in modo tale da non graffiarti. Trova una posizione comoda per fare questa operazione per esempio seduta sul wc, accovacciata o stando in piedi con una gamba ma poggiando l'altra sul wc, su una sedia etc.. Inserisci un dito (generalmente l'indice o il medio sono i più indicati) dentro la tua vagina. Vai in profondità: la cervice è in cima al canale vaginale. Al tatto è come una piccola ciambella solida. Quando non sei nel periodo fertile dovrebbe essere piuttosto solida e stabile come la cartilagine del tuo naso. Quando sei nel periodo fertile dovrebbe essere più morbida come le tue labbra. Dovrebbe essere anche più aperta nel periodo fertile mentre più chiusa in altri momenti. Tuttavia nel caso di una donna che abbia già avuto figli potrebbe anche non essere mai chiusa del tutto. Se stai ovulando la tua cervice potrebbe essere posizionata parecchio in alto, mentre in altri momenti è più bassa. Dovrebbe essere abbastanza facile da tastare e capire che aspetto abbia nei vari momenti del ciclo. Una cervice alta, morbida e parzialmente aperta è indice di imminente ovulazione. Tuttavia i cambiamenti della cervice sono relativi: alcune donne potrebbero non sperimentare notevoli cambiamenti rendendo più difficile identificarli. L'ideale per una donna sarebbe di fare delle prove in modo tale da acquisire più esperienza, per esempio facendo i test di ovulazione e il controllo della cervice al tempo stesso per poi comparare come essa appare nel momento del picco e come è invece in altri momenti.

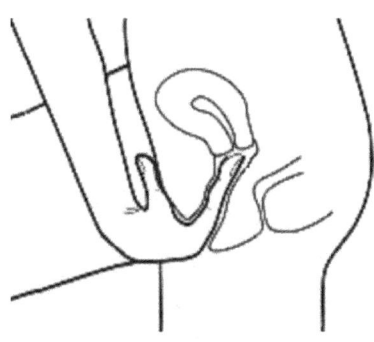

Capitolo 10 Predire l'ovulazione col metodo Mittelschmerz e in altri modi ancora

Alcune donne provano il metodo mittelschmerz, un termine medico che indica i doloretti ovulatori e che deriva da una parola tedesca e significa: "dolori di mezzo". Generalmente si presentano solo da un lato. Ho conosciuto molte donne che hanno usato questo metodo con successo. Attraverso un accurato monitoraggio dei cicli, specialmente le donne più mature possono diventare consapevoli dei loro doloretti ovulatori e servirsi di queste informazioni per calcolare le date di inseminazione.

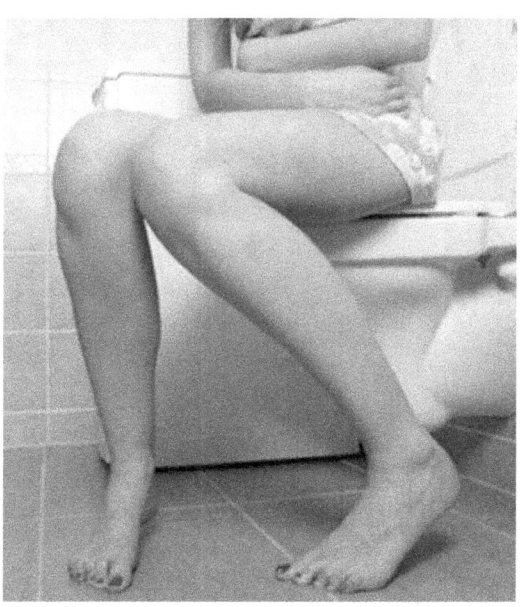

Capitolo 11 Altri modi di calcolare l'ovulazione

Ci sono dei monitor da ovulazione, come l'OvaCue [o il ClearBlue e il Persona in Italia]che costano molto d più degli stick ovulatori, ma non mi sembra che funzionino di più rispetto agli stick. Tieni a mente che oltre al monitor spesso è necessario acquistare cartucce di ricarica per esso. Generalmente sono usati da donne che non si trovano bene con gli stick d'ovulazione. Quando una donna è interessata a concepire dovrebbe interessarsi di più del picco LH che dell'ovulazione stessa al fine di pianificare l'inseminazione e gli stick sembrano predire meglio il picco LH- Può creare confusione usare stick e monitor insieme. L'OvaCue è molto conosciuta ed è disponibile sia online che in farmacia. Puoi anche comprare dei microscopi da ovulazione per analizzare il muco meglio.

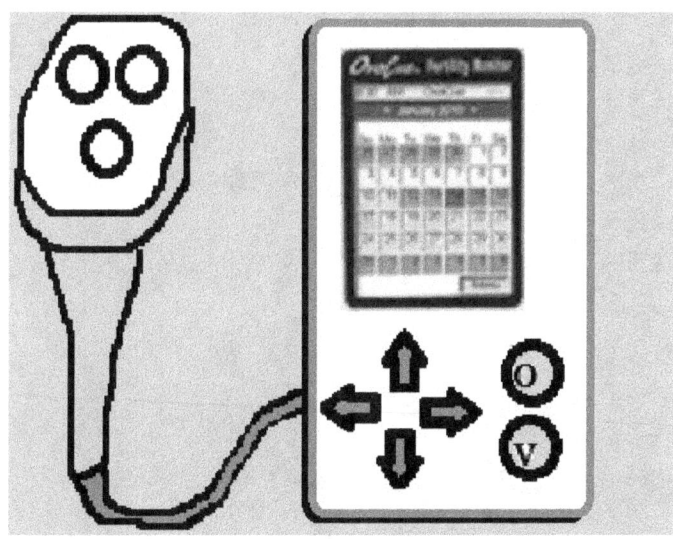

Capitolo 12 Riassunto delle date chiave del ciclo

- 1° giorno del ciclo (cd1: arrivo delle mestruazioni): mandare al donatore eventuali fondi per rimborasre le spese di spedizione in caso di shipping.

- Il 9° giorno (cd9) iniziare a testare con gli stick ovulatori, due volte al giorno, ad esempio le 10 del mattino e nel pomeriggio.

- Il giorno del test positivo, generalmente il dodicesimo o tredicesimo del ciclo, informa il tuo donatore immediatamente in modo tale da incontrarvi al più presto. Ho visto buoni risultati anche incontrandosi 12 ore dopo o 12 ore prima del test positivo (ad esempio, una volta ricevuta la notizia del positivo alle 3 del pomeriggio riesco a incontrare la donna alle 3 di notte, ma comunque lei rimane incinta; in un'altra occasione la donna ancora non aveva ottenuto un test positivo l'ultimo giorno in cui potevamo incontrarci e il test si era positivizzato successivamente. È comunque rimasta incinta)

- 14 giorni dopo l'avvenuto picco LH (test positivo) quindi intorno al 28° giorno del ciclo (cd28) fai un test di gravidanza casalingo. Assicurati di informare il tuo donatore al più presto in modo da pianificare una seconda donazione, in caso di negativo, o permettergli di aiutare qualcun altro i caso di test positivo. Potresti fare anche un test di gravidanza 10 giorni dopo il picco, ma è molto facile avere falsi negativi.

Nota: Il giorno in cui le tue mestruazioni finiscono NON è importante da ricordare nel tentare di rimanere incinta. Spesso le mestruazioni terminano 3-7 giorni dopo il primo giorno del ciclo, troppo presto per interferire con i tentativi. Non c'è bisogno quindi di segnarsi questo giorno o di parlarne col donatore: aumenterebbe solo la confusione nel memorizzare le varie date.

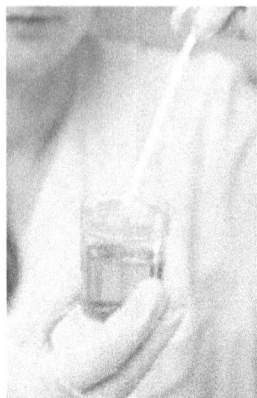 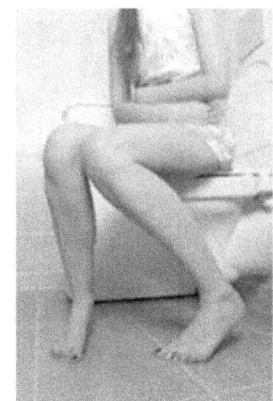 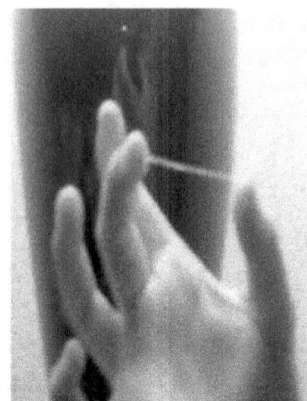

Capitolo 13 Che fare se è impossibile incontrarsi il giorno del test positivo?

Se secondo i tuoi calcoli il giorno del picco LH coinciderà con una giornata nella quale non puoi incontrarti col donatore, puoi compensare facendo una inseminazione il giorno prima della data prevista e magari anche il giorno successivo al picco (due giorni di inseminazioni). Similarmente se devi viaggiare e pianificare lo spostamento cerca di coprire sia il giorno prima che quello dopo il picco (tre giorni di inseminazioni). Se sei costretta a scegliere solo due giorni scegli quello prima del picco e quello del picco stesso. Ricordati che queste sono presunte date del picco LH, non date di ovulazione (il giorno del positivo è quello precedente al giorno dell'ovulazione).

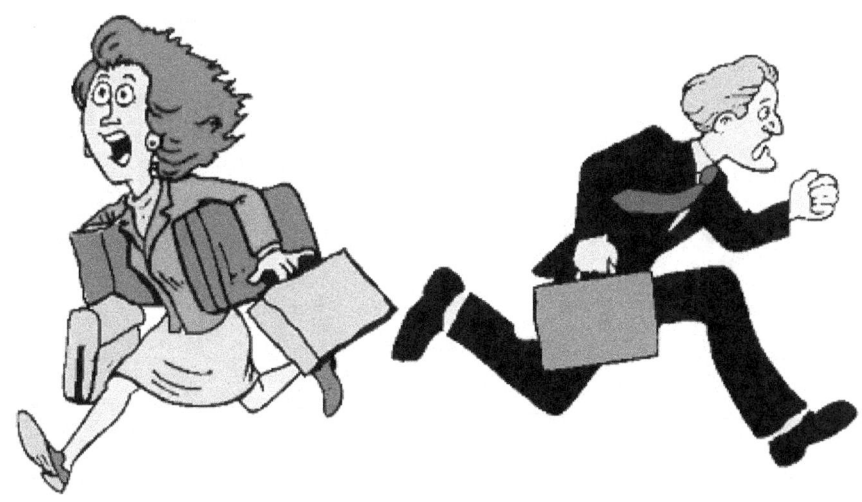

Capitolo 14 Per il donatore: preparare il campione di seme

Il donatore ejacula in un contenitore pulito e asciutto (preferibilmente un barattolino sterile per urine). Usa un contenitore sterile e individuale monouso per raccogliere il seme. Se decidi di usare un contenitore non sterile assicurati che dopo averlo lavato sia ben sciaquato con acqua calda e poi asciugato: residui di sapone potrebbero essere dannosi per gli spermatozoi anche più dannosi di un contenitore non lavato. Se usi la Softcup il donatore può ejaculare direttamente in essa.

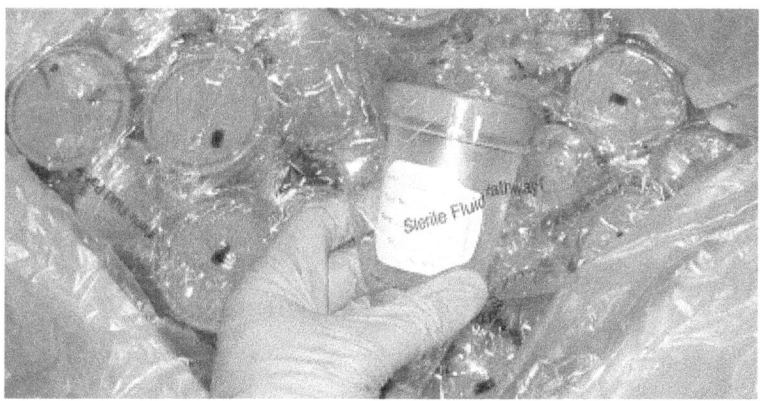

14-2: Lubrificante Sperm-Friendly

Se vuoi usare un lubrificante, usane uno che non sia spermicida, come il pre-seed.

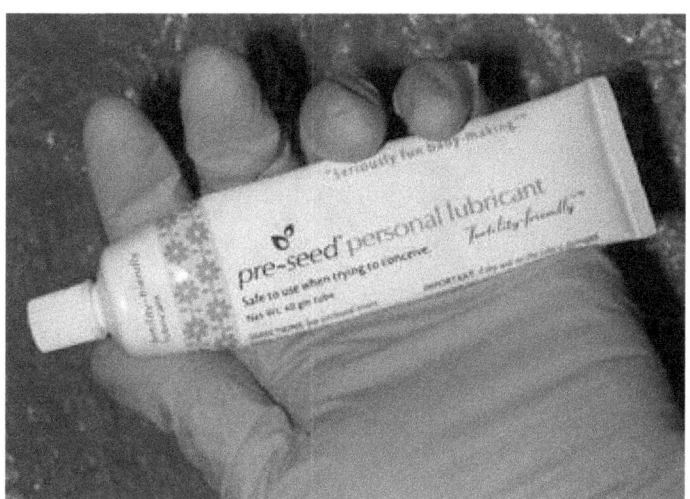

14-3: Il campione di seme, appena raccolto

Colore bianco sporco e torbido, presenza di bolle e un colore bianco sporco sono assolutamente normali nello sperma. Il campione di seme potrebbe presentare delle bolle d'aria: ciò è perfettamente normale. L'odore è simile al clorox. Dovresti aspettare che lo sperma liquefaccia prima di procedere all'inseminazione con siringa o pipetta: di solito ci vogliono 10 minuti. Subito dopo l'ejaculazione, infatti, il seme ancora coagulato e denso potrebbe essere difficile da aspirare con la siringa o pipetta. Se, invece, stai usando la softcup puoi lasciare il seme in essa e inserire la softcup direttamente senza bisogno di aspettare. Per qualche motivo certe donne si aspettano un volume maggiore, ma 5 mL di seme è una quantità notevole, mentre 2.5 mL è sempre nel range di normalità.

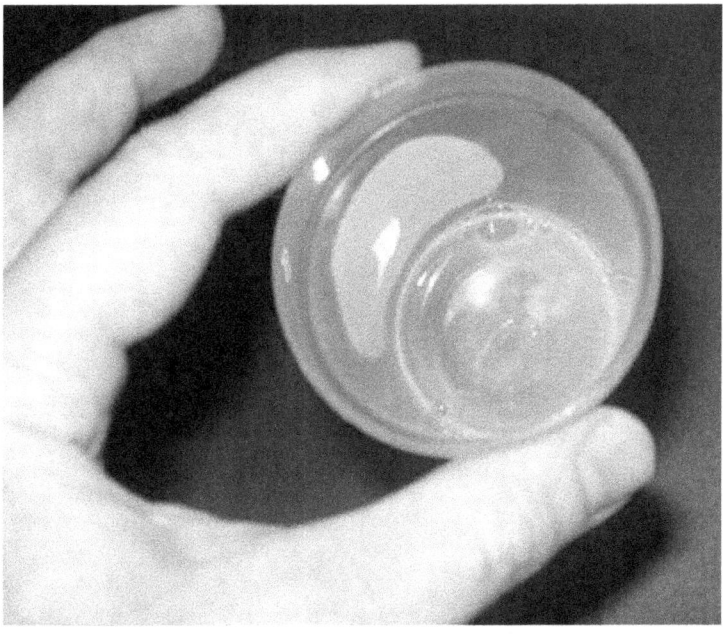

14-4: Quanti mL è un volume normale di sperma?

Il normale volume dell'eiaculato è di 2.5-5 mL. La gradazione più bassa nei barattolini sterili generalmente è di 20 mL. Potrai notare che lo sperma occupa un quarto dello spazio al di sotto della gradazione da 20 mL, quindi circa 5 mL. La siringa è di circa 5.5 mL, la parte più alta del range di normalità.

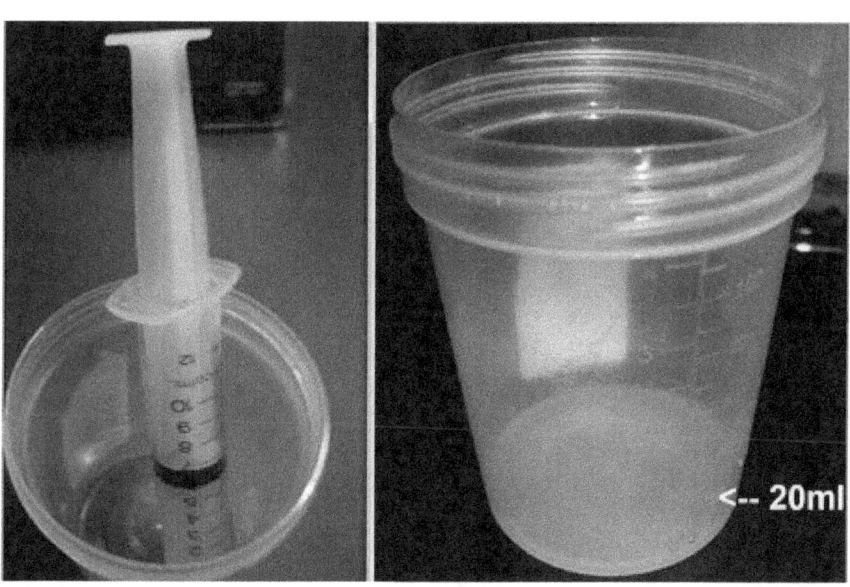

Capitolo 15 Per le donne riceventi: informazioni di base per l'inseminazione con siringa

Non conservare parte del seme per un utilizzo successivo. Le donne dovrebbero praticare l'autoinseminazione con tutto il quantitativo di seme. Alcune donne credono erroneamente che conservare parte del seme in frigorifero per un secondo utilizzo (magari il giorno dopo) incrementi le loro probabilità di rimanere incinta. Non fare questo, perchè diminuirebbe le tua chances anzichè aumentarle dal momento che gli spermatozoi sopravvivono molto meglio all'interno dell'apparato riproduttore femminile piuttosto che da un'altra parte e comunque serve un certo volume di seme per rimanere incinta. Un ringraziamento speciale va a Eric Donor per la foto provvista che rappresenta un modellino anatomico e non una vagina reale.

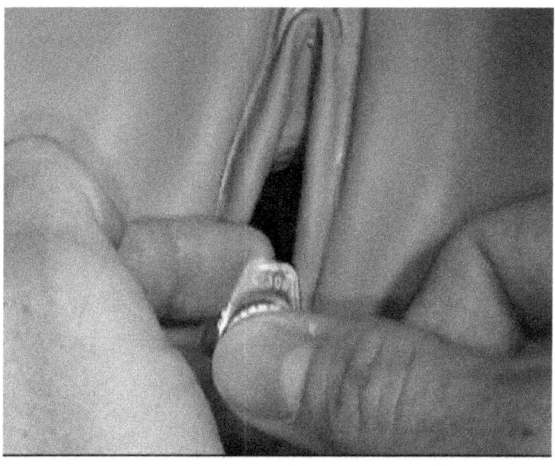

15-2: Se incontri il donatore molto lontano da casa non fare l'inseminazione a casa.

La donna dovrebbe effettuare l'inseminazione il più presto possibile dopo aver ricevuto la provetta, invece di perdere tempo tornando a casa, anche se la casa offrirebbe un ambiente più confortevole. E' facile sbagliarsi coi tempi o magari trovare traffico nel tragitto di ritorno e questo andrebbe a danno della qualità dello sperma. La donna può tranquillamente usare la macchina o un bagno pubblico per l'inseminazione. Non si tratta di un atto sessuale quindi non è illegale usare la macchina.

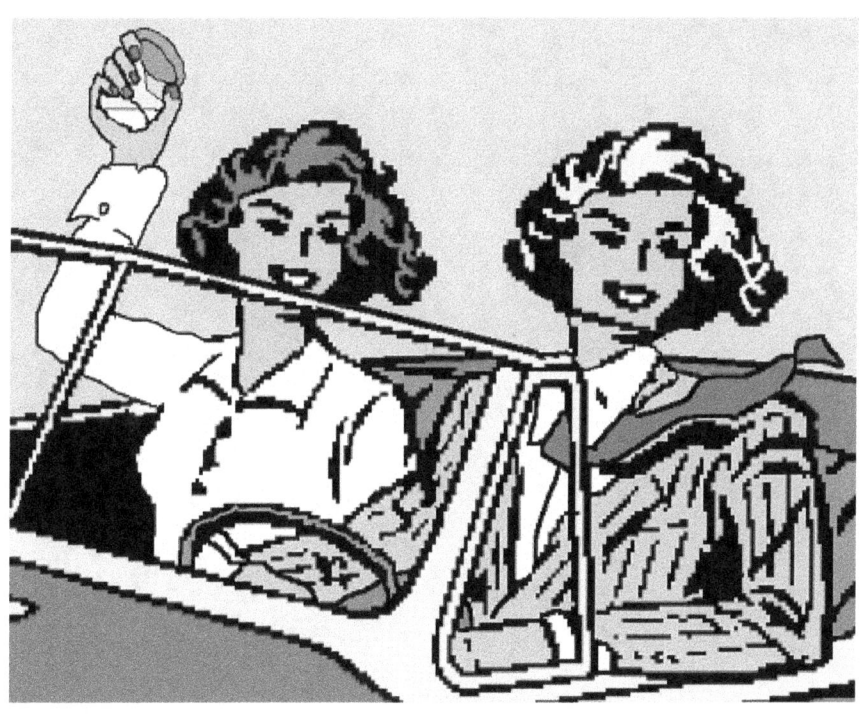

15-3: Esame macroscopico [a occhio nudo] del seme

Colore bianco sporco e torbido, presenza di bolle e un colore bianco sporco sono assolutamente normali nello sperma. Il campione di seme potrebbe presentare delle bolle d'aria: ciò è perfettamente normale. L'odore è simile al clorox. Dovresti aspettare che lo sperma liquefaccia prima di procedere all'inseminazione con siringa o pipetta: di solito ci vogliono 10 minuti. Subito dopo l'ejaculazione, infatti, il seme ancora coagulato e denso potrebbe essere difficile da aspirare con la siringa o pipetta. Se, invece, stai usando la softcup puoi lasciare il seme in essa e inserire la softcup direttamente senza bisogno di aspettare. Per qualche motivo certe donne si aspettano un volume maggiore, ma 5 mL di seme è una quantità notevole, mentre 2.5 mL è sempre nel range di normalità. Ricordiamo che maggiore è il volume di seme fornito maggiori sono le probabilità di rimanere incinta, quindi un donatore che fornisca costantemente campioni abbondanti è preferibile, anche se uno stesso donatore può riscontrare variazioni di volume nei suoi ejaculati senza per questo vedere la propria fertilità diminuita o aumentata.

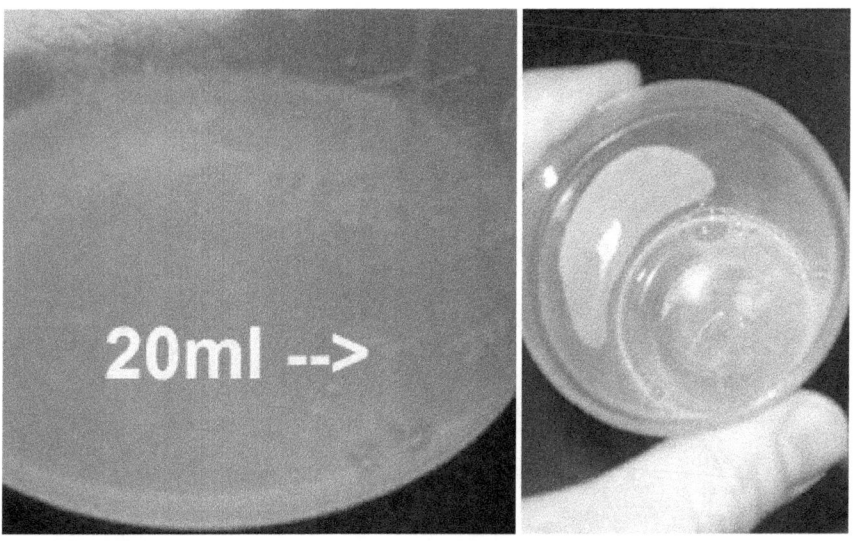

15-4: Siringa sterile da 10mL confezionata individualmente.

Puoi comprarne una in farmacia. Qui negli Stati Uniti le compro spesso nelle farmacie di grandi centri commerciali come il Wal-Mart. Se non le trovi negli scompartimenti chiedi direttamente al farmacista al banco. Se sei timida e riservata non dire che ti serve per una inseminazione artificiale. Puoi dire che ti serve per somministrare al tuo bambino lo sciroppo per la tosse. A volte queste siringhe vengono date gratuitamente se non sono sullo scaffale di vendita. Prima di ovulare dovresti informarti su dove si trovano questi rifornitori/farmacie, i loro orari, se hanno ciò di cui necessiti. Non aspettare l'ultimo minuto.

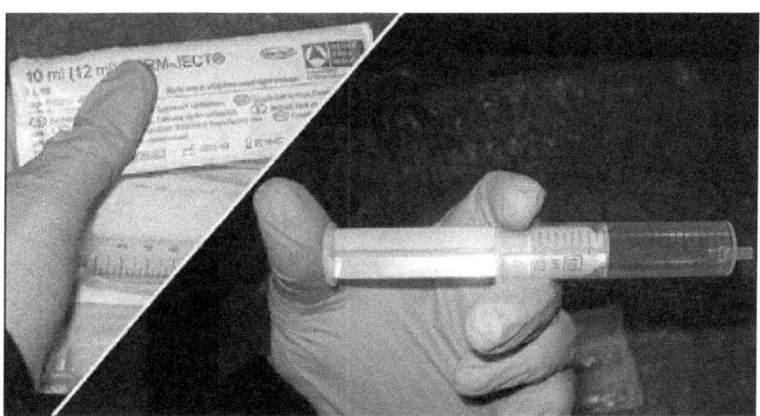

15-5: Inseminazione con siringa da 10 mL (senza ago)

Inserisci la siringa senza ago nella vagina. Il contenuto deve essere iniettato con una velocità costante, non di scatto. Se viene applicata troppa forza e di scatto la siringa potrebbe rompersi, scivolare via etc. L'applicazione di una piccola quantità di lubrificante sperm-friendly sul beccuccio potrebbe agevolare il tutto. Alcuni consigliano alle donne di masturbarsi al fine di indurre un orgasmo nel momento dell'inseminazione in modo tale che le contrazioni permettano alla cervice di inzupparsi meglio col seme facilitando il processo [Se fate questo state comunque attente a non danneggiare il seme e a non farlo uscire fuori. Meglio indurre un orgasmo clitorideo che vaginale quindi]. E' fortemente consigliato rimanere sdraiate col bacino sollevato per almeno 10 minuti in modo tale che il seme non fuoriesca troppo. Un ringraziamento speciale va a Eric Donor per la foto provvista che rappresenta un modellino anatomico e non una vagina reale.

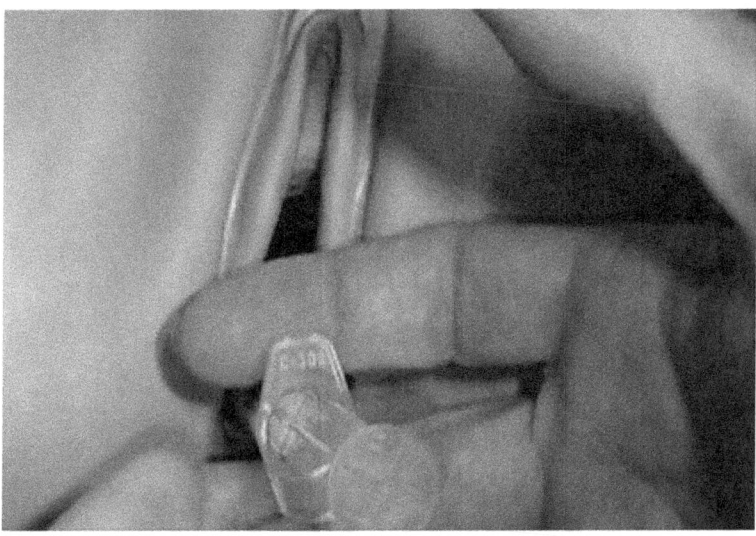

129

Capitolo 16 Inseminazione con l'utilizzo di speculum e di un catetere o pipetta

Inserimento dello speculum: Inserire i becchi dello speculum in posizione verticale all'interno dell'orifizio vaginale. Una volta all'interno, ruotare affinché i becchi diventino orizzontali dentro la vagina e aprire. Se è necessario un lubrificante, assicurarsi di utilizzarne uno sperm-friendly. Un ringraziamento speciale a Eric Donor per le immagini, che sono di un modello anatomicamente corretto e non di una vera vagina. Una pipetta può essere usata al posto della siringa con catetere. Un ringraziamento speciale va a Eric Donor per la foto provvista che rappresenta un modellino anatomico e non una vagina reale.

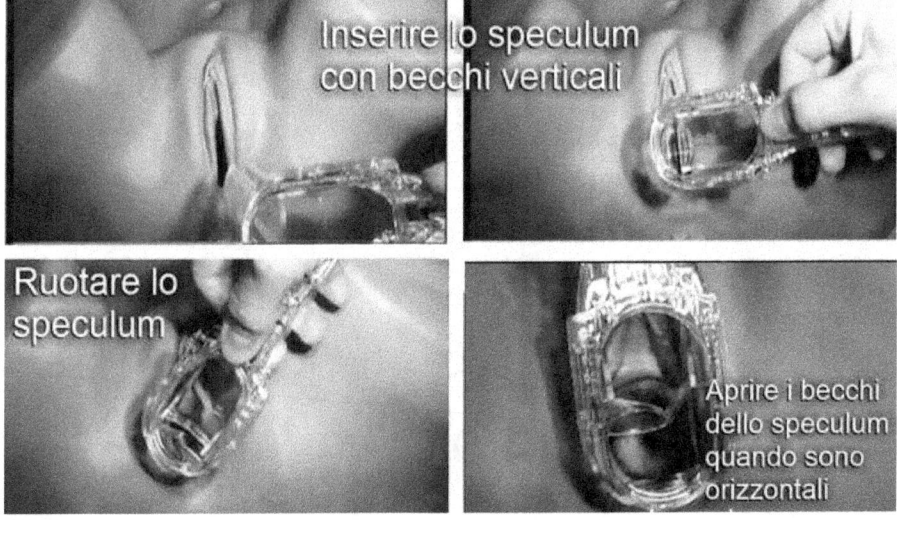

16-2: Pipette sterili

Anche le pipette possono essere usate al posto della siringa e del catetere per fare l'inseminazione con lo speculum. La pipetta ha una piccola bocca d'apertura ed il vuoto che si crea può esercitare una sorprendente quantità di forza, in modo da evitare di creare un vuoto su pelle sensibile.

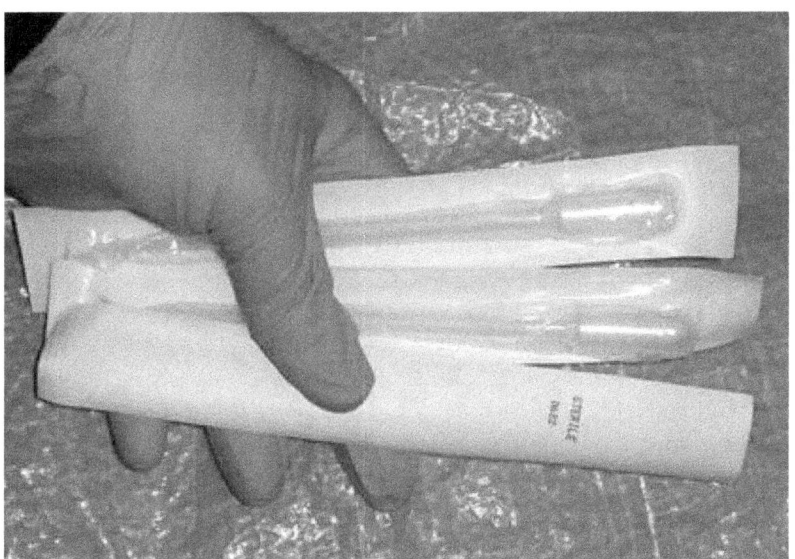

16-3: Istruzioni sul catetere

Aspirate il seme con la siringa, attaccare il catetere a essa, inserite la siringa con catetere nello spazio creato dallo speculum e inserire in profondità finchè il cateterino non arriva a livello della cervice (Non entrare dentro il canale cervicale, perchè nel caso che parte del seme finisca nell'utero possono scatenarsi violente contrazioni uterine abbastanza dolorose). Una volta trovata la posizione giusta del catetere fare pressione per iniettare il seme. A questo punto rimuovi sia la siringa che lo speculum. Alcuni consigliano alle donne di masturbarsi al fine di indurre un orgasmo nel momento dell'inseminazione in modo tale che le contrazioni permettano alla cervice di inzupparsi meglio col seme facilitando il processo [Se fate questo state comunque attente a non danneggiare il semee a non farlo uscire fuori. Meglio indurre un orgasmo clitorideo che vaginale quindi]. E' fortemente consigliato rimanere sdraiate col bacino sollevato per almeno 10 minuti in modo tale che il seme non fuoriesca troppo.

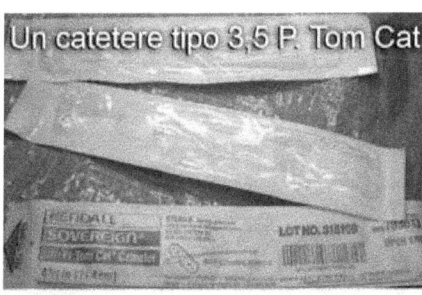
Un catetere tipo 3,5 P. Tom Cat

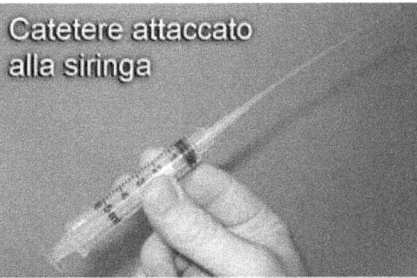
Catetere attaccato alla siringa

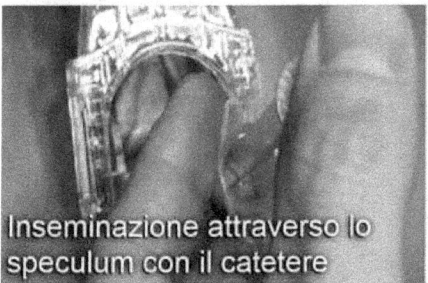
Inseminazione attraverso lo speculum con il catetere

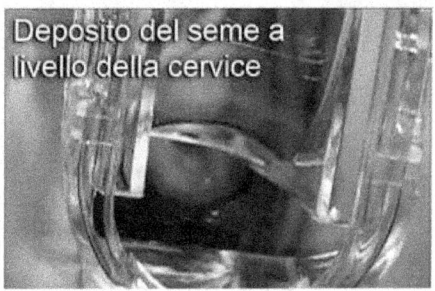
Deposito del seme a livello della cervice

Capitolo 17 Inseminazione con la Softcup/mooncup

La donna può anche usare una Softcup al posto della siringa per l'inseminazione. Il donatore dovrebbe ejaculare direttamente all'interno della softcup, oppure può usare un contenitore diverso e poi versare il seme nella softcup. Non appena il seme si trova nella softcup puoi inserirla senza nemmeno aspettare che lo sperma liquefaccia. Puoi ordinare una softcup online (su www.amazon.com ad esempio) o comprarla presso centri commerciali quali CVS, Wal-Mart, Walgreens etc. Prima di ovulare assicurati di informarti bene su dove è possibile reperire questo prodotto, dove si trovano i negozi, i loro orari: non aspettare mai l'ultimo minuto. Alcuni consigliano alle donne di masturbarsi al fine di indurre un orgasmo nel momento dell'inseminazione in modo tale che le contrazioni permettano alla cervice di inzupparsi meglio col seme facilitando il processo [Se fate questo state comunque attente a non danneggiare il semee a non farlo uscire fuori. Meglio indurre un orgasmo clitorideo che vaginale quindi]. E' fortemente consigliato rimanere sdraiate col bacino sollevato per almeno 10 minuti in modo tale che il seme non fuoriesca troppo. Non c'è nessuna evidenza scientifica che dimostri che il metodo siringa o quello della softcup siano uno più efficace dell'altro.

E' più un discorso di preferenza personale e comodità.

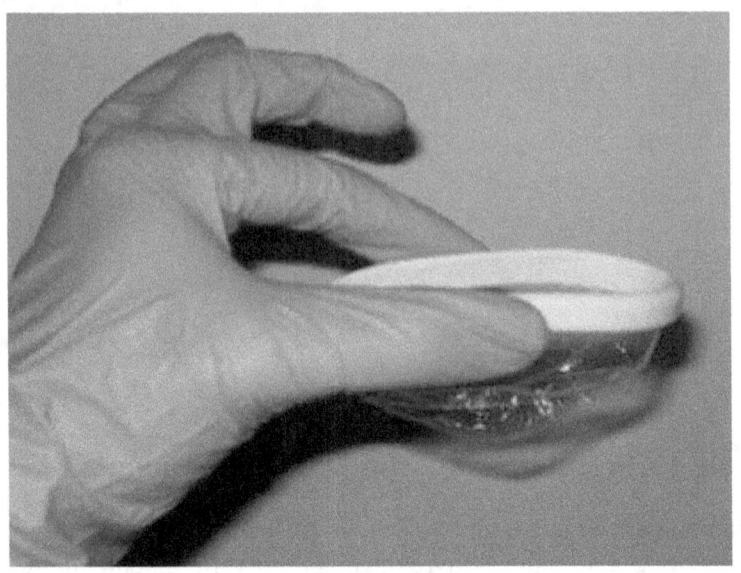

17-2: Come inserire una Softcup

Piegare la softcup a forma di otto come vedete nell'immagine. Qualche volta nel fare questo un lubrificante è d'aiuto: se lo usate siate certe che sia sperm-friendly. Una volta stretta la softcup a forma di otto piegatela e inseritela completamente nella vagina. usando il dito spingete la coppetta in profondità: dovrebbe arrivare fino alla cervice e dietro l'osso pubico come posizione. Ho aiutato personalmente qualche donna in questo processo qualche volta e anche le prime volte era molto semplice da fare. Credo che sia molto meglio per la donna avere qualcuno che inserisca la coppetta per lei [il donatore stesso o il compagno/compagna] anche se comunque può riusirci anche da sola. La ricevente o chiunque la stia aiutando dovrebbero fare pratica con la softcup anche prima del giorno dell'inseminazione in modo tale da prendere familiarità nell'uso di questo oggetto ed essere più sicuri di non fare errori il giorno dell'inseminazione. Non lasciare la softcup all'interno per più di 12 ore. La maggior parte degli spermatozoi risaliranno sulla cervice subito dopo l'ejaculazione quindi non c'è motivo di aspettare tantissimo.

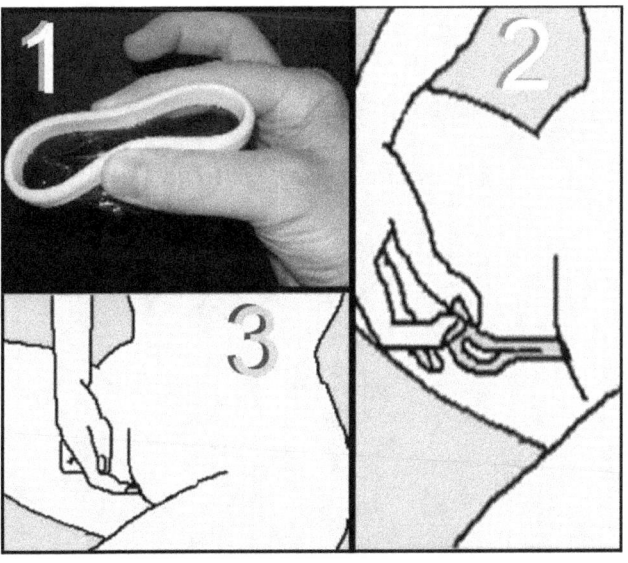

Capitolo 18 Inseminazione con la Turkey Baster

La Turkey baster è famosa per essere stata usata come tentativo di inseminazione artificiale fai-da-te nella soap opra americana "Brookside". In realtà è un po' scomoda da usare comparata con una siringa da 10mL. Come puoi vedere, la bocca d'apertura è molto più larga, il volume contenibile è maggiore, e non produce vuoto in maniera efficiente come una siringa. E' troppo larga per usarla come strumento di inseminazione e il rischio è che il seme possa parzialmente cadere sulle lenzuola del letto, sulla poltrona, nella macchina o ovunque tu sia mentre stai effettuando l'inseminazione.

Nota: Per i lettori che non hanno mai sentito questa parola ricordo che il "basting" è una tecnica culinaria per cui la carne viene cotta nel suo stesso sugo. Il liquido che fuoriesce dalla carne al momento della cottura viene aspirato e messo da parte grazie a questa "baster", usata come una siringa, e poi riapplicato sulla carne in un secondo momento. "The turkey" invece, è un grande uccello che viene tradizionalmente cucinato in America durante le vacanze. E' un tipo di carne che tende a prosciugarsi facilmente, per questo è necessaria la tecnica del basting e in molte cucine americane questo strumento è presente.

La turkey baster è diventata famossissima presso le comunità lesbiche: è una sorta di leggenda dell'inseminazione artificiale. Tuttavia, sono più scomode da usare rispetto alla siringa da 10mL. Come puoi vedere la bocca d'apertura è molto più larga e non produce il vuoto nello stesso modo efficente della siringa. E' davvero troppo larga per funzionare bene con l'aspirazione del seme. Nonostante possa comunque funzionare: parte del seme potrebbe cadere sulle lenzuola, sul sedile della macchina o sulla poltrona, ovunque tu sia in quel momento.

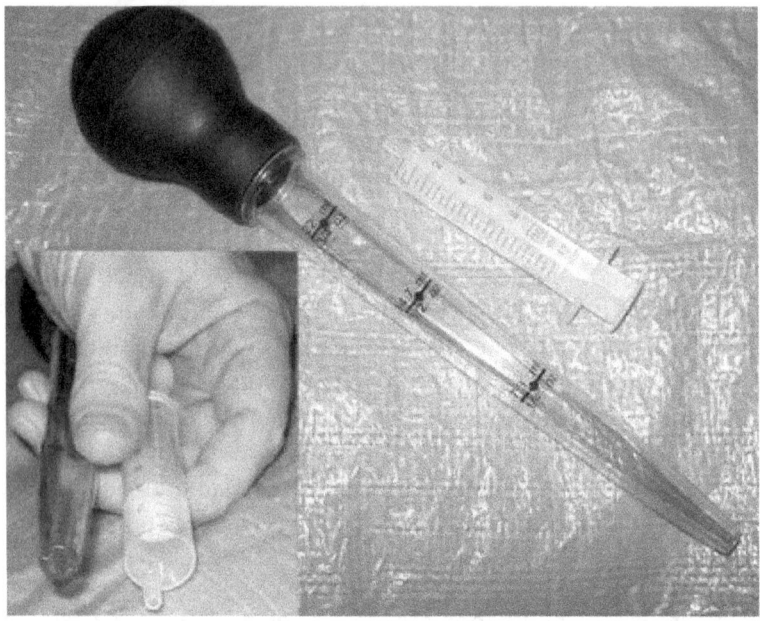

Capitolo 19 Puoi controllare lo sperma al microscopio per vedere se è ancora vitale

Molte donne si chiedono se lo sperma del donatore sia effettivamente vitale e di buona qualità. Generalmente non ci sono problemi, ma comunque la donna stessa può verificarlo. Un esame macroscopico (a occhio nudo) non può mostrarti se lo sperma sia vitale o meno, ma il micrscopio può farlo. Le riceventi possono comprare un microscopio e valutare esse stesse la qualità del seme. Ecco qui un video preso dal Lab Clinic Trinocular Microscope dal sito amscope.com. Nel video puoi vedere molti spermatozoi che si stanno muovendo. Un colorante "Live-Dead" è stato usato per mettere in risalto quali sono vivi (i cerchi vuoti indicano gli spermatozoi vivi). Si tratta di un set up abbastanza costoso, molto tecnico, dal momento che è necessario usare non solo le lenti del microscopio ma anche dei coloranti che distinguano le cellule vive da quelle morte, coloranti "Live-Dead" che devono essere spediti refrigerati.

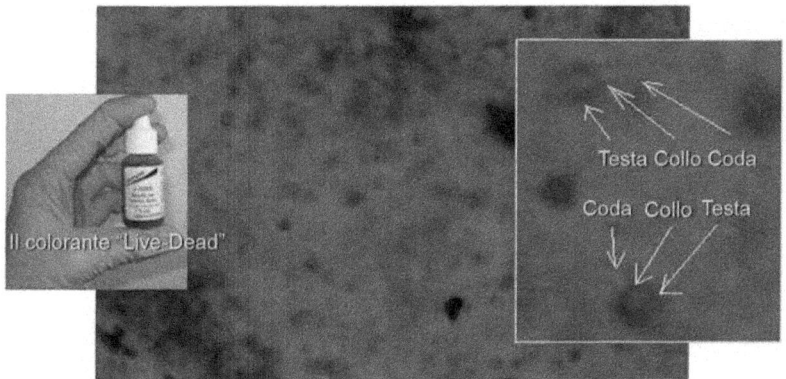

Microscopio manuale specifico per l'analisi e la valutazione della qualità seminale

Si trattadi un set up molto più semplice e meno costoso. Ha solo un x200 di ingrandimento, ma è più semplice da usare. Potrebbe essere non sempre facile però trovare gli spermatozoi col microscopio.

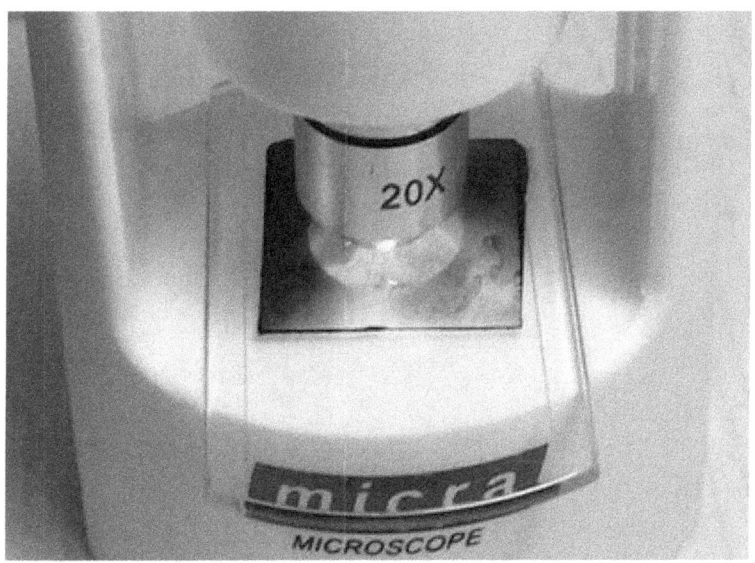

19-2: Make a Semen Smear Slide

Come preparare un vetrino da microscopio con seme: 1. Usa una pipetta sterile per raccogliere una piccola quantità di sperma dal contenitore che il donatore ha usato per raccogliere l'ejaculato. Puoi anche usare parte del seme eventualmente uscito fuori dopo l'inseminazione. Fai cadere una piccola goccia leggermente decentrata sulla diapositiva. (se casca una goccia troppo grande puoi buttare il vetrino e usarne uno nuovo o trasferire parte del seme in eccesso in un altro vetrino).

2. Reggete i lati del vetrino tra il pollice e l'indice della mano sinistra dal lato più lontano dalla goccia, poi prendete un vetrino coprioggetti tra le dita della mano destra in modo da stringere la parte superiore tra il pollice e l'indice tenendo il vetrino coprioggetti inclinato verso destra ad un'angolazione di 30/40 gradi rispetto al vetrino.

3. Muoverlo lentamente verso il seme fino a che non c'è un contatto e il lato più inclinato del vetrino coprioggetti arriva ad "afferrare" il seme.

4. Senza cambiare l'angolazione del vetrino coprioggetti muovetelo verso sinistra in modo da trascinare il seme sul vetrino per creare uno striscio. Appena passato il centro, e primo che lo striscio diventi più lungo del vetrino coprioggetti, far cadere dolcemente il vetrino coprioggetti sullo striscio.

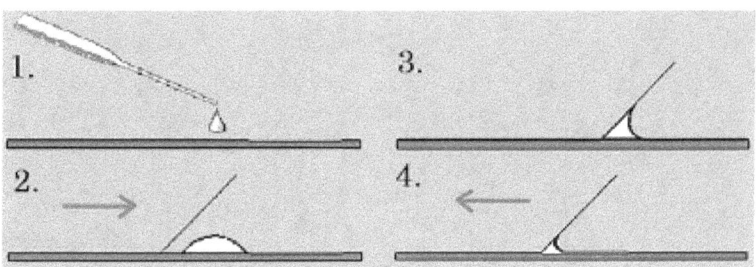

19-3: Micra screenshot

Dal momento che lo sperma è un liquido denso e viscoso se non stai cercando dalla parte giusta potresti dedurre erroneamente che non ci siano spermatozoi. Devi cercare attentamente finchè non trovi l'area dove sono concentrati gli spermatozoi: potresti vedere spermatozoi che nuotano anche al di sopra o al di sotto del tuo piano di focus. Il vetrino qui presenta un colorante per far vedere meglio le cellule, ma non è strettamente necessario un colorante. Ci sono delle istruzioni nella scatola del Micra per fare la conta dello sperma, ma non credo che si possa essere accurati e precisi al 100%. In poche parole: se vedi molti spermatozoi muoversi il campione è olto probabilmente buono e prontoall'utilizzo.

Se stai cercando gli spermatozoi e non riesci a trovarli è molto probabile che tu non stia facendo bene il focus. Se cerchi bene, ma ne trovi solo pochi di cui alcuni morti allora potrebbe esserci un problema.

Ecco qui un video preso dal Micra. Come vedete qui è abbastanza semplice fare foto o video con una camera digitale attraverso il microscopio.

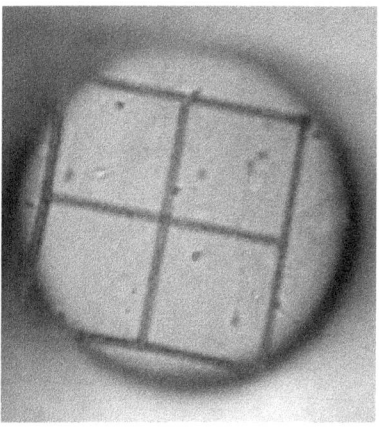

Capitolo 20 Quando posso fare un test di gravidanza casalingo?

Congratulazioni! Hai fatto tutto ciò che era in tuo potere, ma adesso tutto dipende dallo spermatozoo e dall'ovulo che devono incontrarsi. A seconda del tipo di test di gravidanza potresti iniziare a testare già a partire dal decimo giorno post-ovulazione, tuttavia è facile avere un falso negativo, cosa ben più difficile dopo il quattordicesimo giorno. Ricorda: a differenza dei test d'ovulazione, una linea anche leggera nel test di gravidanza è un vero e proprio positivo: assicurati di informare il tuo donatore del risultato cosicchè egli possa condividere con te la tua gioia e prepararsi a una prossima donazione.

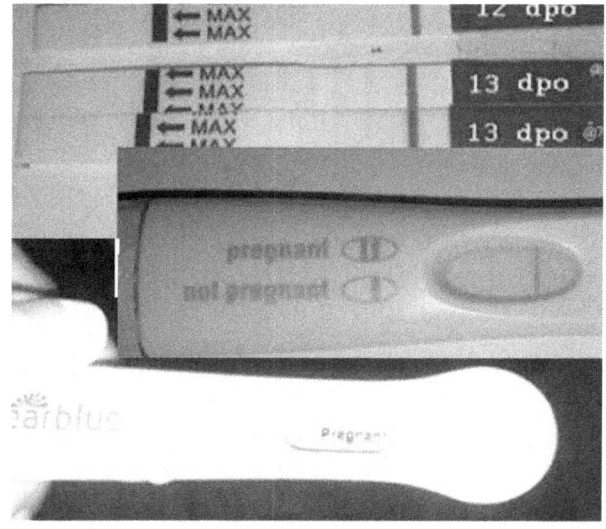

Inusuali risultati nel test di gravidanza

E' possibile avere sia un risultato positivo che uno negativo nello stesso giorno?

Quando accade il positivo è quello del primo test effettuato in prima mattinata alla prima minzione. La gonadotropina corionica umana (l'ormone della gravidanza) si è concentrata particolarmente durante la notte e ha dato il risultato positivo. Il negativo è quello del secondo test quando ormai l'ormone è molto più diluito. Questo generalmente accade nei giorni undicesimo e dodicesimo post-ovulazione quando l'ormone è ancora poco concentrato e si possono avere queste fluttuazioni di valori diversi che determinano due test diversi, fra cui un falso negativo.

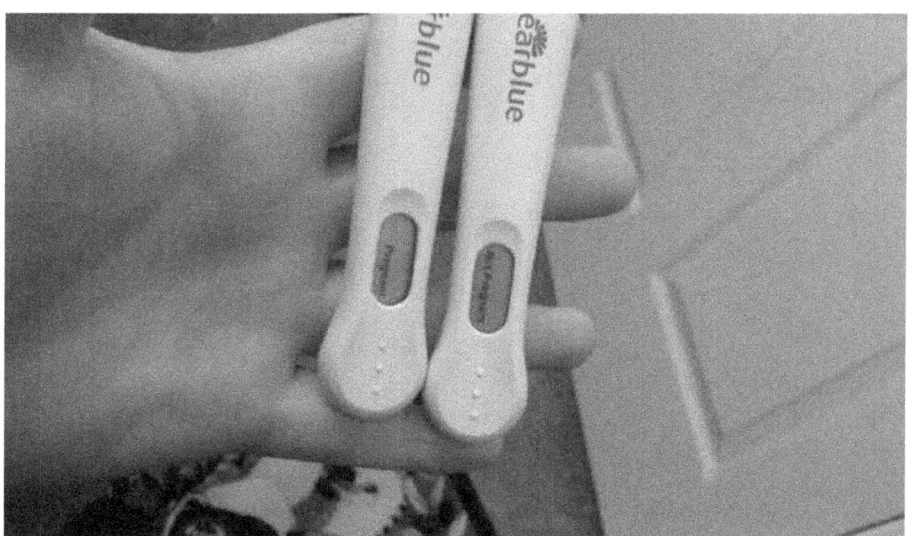

Una linea leggera indica un positivo nel test di gravidanza

Generalmente nei test successivi si vede invece una linea molto più marcata rispetto al primo positivo. Ripetiamo ancora cheanche una linea leggera indica comunque un positivo nel test di gravidanza.

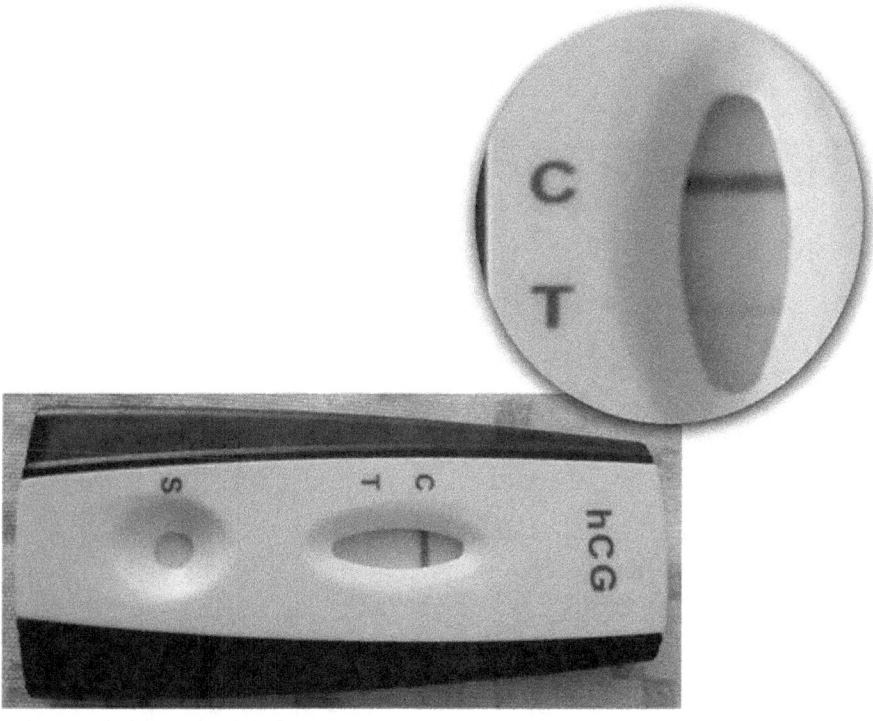

Con questo la nostra presentazione si conclude: buona fortuna per i vostri tentativi! Che possiate avere il vostro bambino molto presto!

LA FINE

Altri libri di Joe Donor

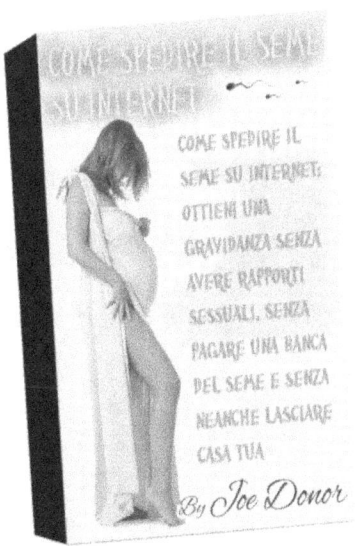

Se hai già acquistato "Guida per l'inseminazione artificiale fai-da-te con donatore", allora si può ottenere un dscount del 50% quando si acquista "Come spedire il seme su internet". Vai a Smashwords, ottenere la nuova edizione di "Guida per l'inseminazione artificiale fai-da-te con donatore" (la nuova edizione è gratuito se avete acquistato la vecchia edizione), troverete il codice coupon. Poi acquistare "Come spedire il seme su internet" utilizzando il coupon prima del 6 dicembre, 2014. Prezzo promozionale: 5,00 $ (un risparmio del 50%). Coupon Code: QG84A. Scadenza: 6 dicembre 2014.

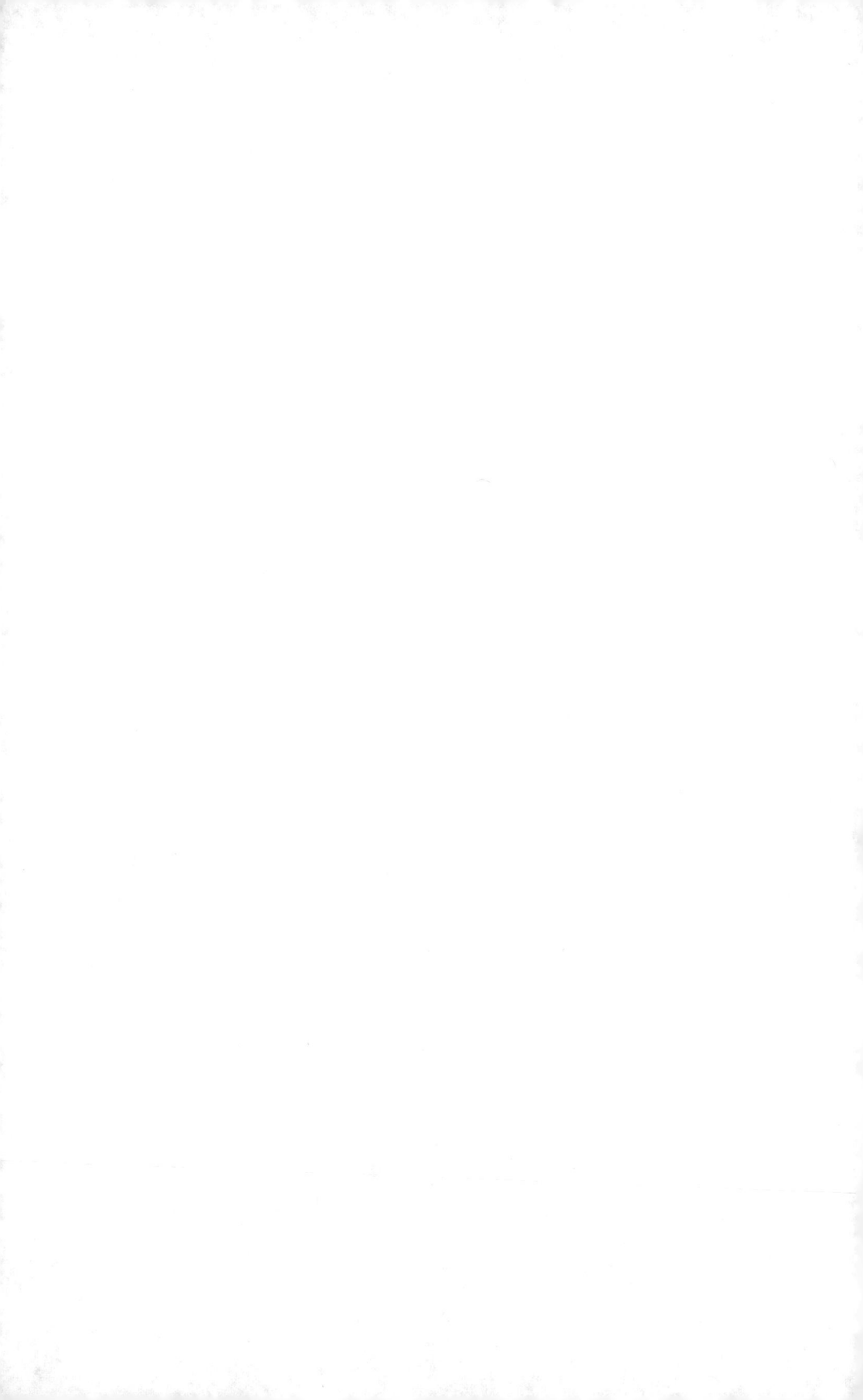